编 委 会

主　编： 徐丹苹

副主编： 曹　倩　王儒平

编　委： 黄　桃　林璇龄　林晋海　吴炳鑫

丁懿宁　钟碧莹　林泺琪　黄智威

林淼洋　李　倩　金　晓

正确识别冠心病

冠心病中医养护知识图解

徐丹苹　主编

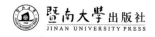

暨南大学出版社
JINAN UNIVERSITY PRESS

中国·广州

图书在版编目（CIP）数据

正确识别冠心病：冠心病中医养护知识图解/徐丹苹主编. —广州：暨南大学出版社，2020.12
ISBN 978 - 7 - 5668 - 2998 - 6

Ⅰ. ①正… Ⅱ. ①徐… Ⅲ. ①冠心病—中医治疗法—图解 Ⅳ. ①R259. 414 - 64

中国版本图书馆 CIP 数据核字（2020）第 195409 号

正确识别冠心病：冠心病中医养护知识图解
ZHENGQUE SHIBIE GUANXINBING：GUANXINBING ZHONGYI
YANGHU ZHISHI TUJIE
主 编：徐丹苹

出 版 人：张晋升
责任编辑：姚晓莉
责任校对：王燕玲 冯月盈
责任印制：汤慧君 周一丹

出版发行：暨南大学出版社（510630）
电 话：总编室（8620）85221601
营销部（8620）85225284 85228291 85228292 85226712
传 真：（8620）85221583（办公室） 85223774（营销部）
网 址：http：//www. jnupress. com
排 版：广州市天河星辰文化发展部照排中心
印 刷：佛山市浩文彩色印刷有限公司
开 本：787mm×960mm 1/16
印 张：10
字 数：89 千
版 次：2020 年 12 月第 1 版
印 次：2020 年 12 月第 1 次
定 价：38.00 元

（暨大版图书如有印装质量问题，请与出版社总编室联系调换）

前　言

我在接诊的过程中，常常听到患者问："医生，我整天觉得胸口这里不舒服，会不会是得了冠心病？""医生，我这几天吃不下、睡不着，我听别人说冠心病的表现就是这样的，我好担心自己得了冠心病。""医生，我的××就是因为心肌梗死突然没了的，我会不会也突然得了冠心病？""最近报纸上说×××猝死了，他平时也没有什么不舒服，就是有点胸闷。我偶尔也觉得胸口这里痛，会不会也是冠心病？"

这部分患者十分重视自己的健康，有的甚至到了焦虑、抑郁的程度。他们往往通过外界一言半语的报道，再结合自身一知半解的知识，就担心得不得了，到了茶不思、饭不想的地步。更有甚者，即便已经排除了冠心病，仍反复要求检查，仿佛要确诊才罢休。

另一部分人的态度却截然相反。当得知自己可能得了冠心病或者已经确诊冠心病时，他们总说："我得了冠心病，怎么可能呢？我还这么年轻！""我不抽烟又不喝酒，平时什么事都没有，怎么可能得冠心病呢？""我平时没有胸闷、胸痛，顶多吃完胃有点不舒服，怎么可能是冠心病呢？"

他们大多是年富力强的中年人，通过努力在事业或其他方面取得了不错的成就，但也为此奔波不断，加班、出差、熬夜、应酬、烟酒逐渐成为家常便饭，饱受头痛、胃痛、便秘、失眠等"现代病"的折磨。正是对这种反复出现的轻微不适熟视无睹，最终导致了各种心血管事件的发生。

其实，身体的各种异常都是它对我们发出的一种警告，值得每一个人去留意、去关注。我们写这本书的初衷并不是对冠心病进行探讨，而是希望像老友闲谈一般，通过回顾真实的案例和总结目前的认识，帮助读者对冠心病产生更清晰的认识，从而更好地为健康保驾护航。这样，当我们自己或身边的亲朋好友出现身体上的不适，在接受检查或治疗时才能更好地排除疑虑，减轻由未知带来的恐惧。

　　当然，本书并不能代替医生和患者之间的当面交谈。此外，每个人的体质和病情不同，疾病的表现也往往天差地别，因此必须结合个体实际才能完成诊治。但读完这本书，我们会更清楚在什么情况下需要及时就医，并且在医疗对话的过程中能更加理解医生的话，这是这本书问世的初衷。

徐丹苹

2020 年 10 月 29 日

目　录

CONTENTS

绪论　什么是冠心病

冠心病的全称是冠状动脉粥样硬化性心脏病，是缺血性心脏病中最常见的类型。其准确的概念是指冠状动脉粥样硬化使血管狭窄、痉挛或阻塞，导致心肌缺血、缺氧或坏死而引起的心脏病。

目前认为，冠心病是多种危险因素综合作用的结果。通俗地讲，冠心病在相当程度上是由胆固醇等脂类物质在血管壁的堆积引起的。这一过程会使血管壁局部增厚，导致该部位血管变窄，从而影响血供。这些脂类堆积物也就是我们常说的斑块或血管病变。

这样的病变会给心脏或者说我们的健康带来什么样的影响呢？我们知道，心脏是一个肌性的、永不停歇的"泵"，它的主要工作是将血液输送至全身。为使它有效地工作，需给心脏不停地供应富含氧气和营养的血液。心脏的表面覆盖着主要的冠状动脉和血管网，承担着为心脏肌肉供应血液的任务。如果这些冠状动脉有一部分被脂类堆积物阻塞，那么心脏就无法得到足够的富含氧气和营养的血液。一旦进行剧烈运动或精神紧张时，心脏需要更多的富含氧气和营养的血液却无法得到足够的供应，人就可能会感觉胸闷、心绞痛，如果没有得到早期的识别和正确的治疗，更严重的后果就是引发心肌梗死及心衰。

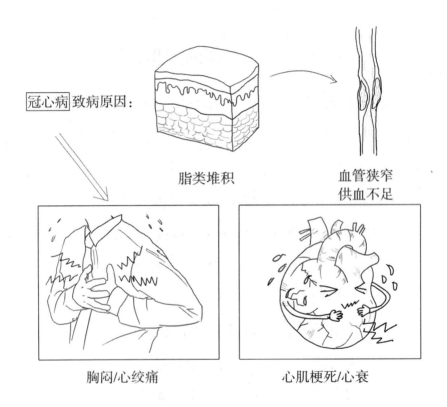

冠心病 致病原因：

脂类堆积

血管狭窄
供血不足

胸闷/心绞痛

心肌梗死/心衰

第一章　冠心病的症状

第一节　冠心病的典型症状

冠心病是现代最为常见的而且往往可危及生命的疾病之一，一旦急性发病，多较严重，甚至危及生命，因此早发现、早治疗就显得尤为重要。其实，当心脏有问题时，它会及时发出"呼救信号"而表现为各种症状，只要在日常生活中留意异常表现，结合有关检查，就能准确地对冠心病作出判断。那么比较典型的"呼救信号"有哪些呢？

冠心病早期症状：

（1）劳累或情绪紧张时突然出现胸骨后或左胸部疼痛，伴有出汗或疼痛放射到肩、手臂或颈部。

（2）体力活动时有心慌、气短、疲劳和呼吸困难感。

（3）饱餐、寒冷、激动时感到心悸、胸痛。

（4）在公共场所或会场中，或上楼、爬山时，比自己以前，特别是比正常人更容易感到胸闷、心悸、呼吸不畅和空气不够。

（5）晚间睡眠枕头低时，感到憋气，需要高枕卧位；睡眠中突然惊醒，感到心悸、胸闷、呼吸不畅，需要坐起后才好转。

（6）感到心跳、气急、胸闷或胸痛等不适。

（7）反复出现脉搏不齐，过速或过缓。

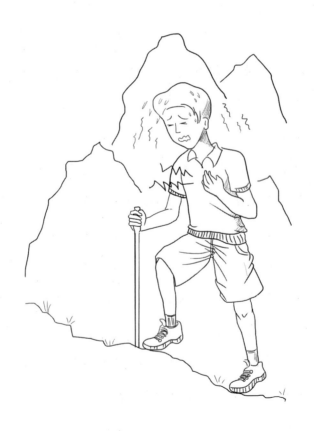

下面，我们就通过具体的症状和例子来深入了解一下这些"呼救信号"。

一、胸痛：冠心病最响亮的警钟

47岁的欧女士是一家小型中餐厅的老板。她在多年前已确诊得了糖尿病，一开始还有规律地吃降糖药、测血糖，但因为身体没什么不适，加上平时也忙，渐渐地就把药给停了，节制饮食和减重计划也都不了了之。

几天前的一个早上，欧女士在散步时突然感觉胸口像被大石头压着一样喘不过气来，她连忙坐下来休息。约5分钟后，憋闷感就消失了，所以她也不在意，以为是走太快了。

回到家后，欧女士顾不上休息，就来到自己的店里开始了又一天的忙碌。在忙碌之中欧女士的胸口突然又痛了起来，感觉心脏像被一双无形的手用力挤压，而且全身大汗淋漓，头发昏，后背也感到疼痛。她警觉不妙了，立即打车来到医院。在急诊，查心电图提示急性心肌梗死，医生迅速为她开通绿色通道，紧急完善冠状动脉造影并给予介入治疗，成功扩张了狭窄的血管并植入支架，使原本缓慢的血流恢复了通畅。

出院那天，欧女士心情很好，因为医生说她的心功能恢复得还不错，只要注意保养，控制饮食，规律锻炼，遵从医嘱服用药物，控制好血糖，就能有效延缓疾病的进展。

上述病例中的欧女士是十分幸运的，她及时地察觉到胸痛的严重性并立即就医，抓住了最佳的治疗时机，所以治疗的效果也比较好。她的症状属于比较典型的急性心肌梗死，而我们平时常说的心绞痛，则具有以下特点。

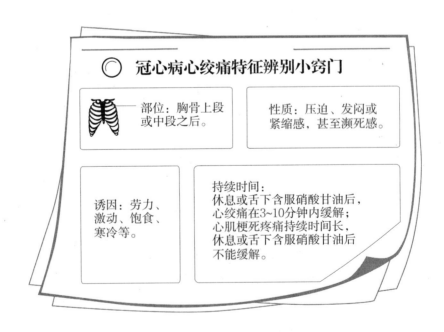

◎ **冠心病心绞痛特征辨别小窍门**

部位：胸骨上段或中段之后。

性质：压迫、发闷或紧缩感，甚至濒死感。

诱因：劳力、激动、饱食、寒冷等。

持续时间：
休息或舌下含服硝酸甘油后，心绞痛在3~10分钟内缓解；心肌梗死疼痛持续时间长，休息或舌下含服硝酸甘油后不能缓解。

大家可能会非常好奇，为什么冠心病发作时会引起心绞痛呢？其实，心脏对机械性刺激并不敏感，但是心肌缺血、缺氧则会引起疼痛。当冠状动脉的供血量和心肌的需氧量之间产生矛盾，冠状动脉血流量不能满足心肌代谢的需要时，就会引起暂时、急剧的缺血、缺氧即产生心绞痛，若缺血、缺氧长时间持续，心肌细胞"饥饿过度"了，则会导致心肌梗死。所以每当劳力、激动、心衰等致使心肌需氧量增加，饱食、寒冷、吸烟等致使冠状动脉血流量减少时，心绞痛就会发作了。

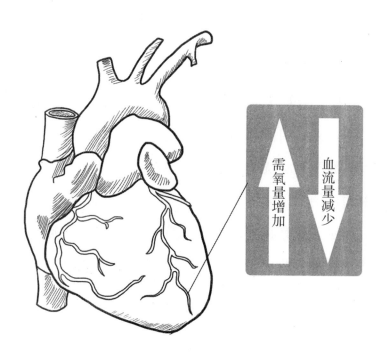

需氧量增加　血流量减少

另外，有研究表明，产生疼痛的直接因素，可能是在缺血、缺氧的状态下，心肌内积聚过多的代谢产物，如乳酸、丙酮酸、磷酸等，刺激心脏内自主神经的传入纤维，传入大脑，产生疼痛的感觉。

因此，明白了冠心病胸痛症状产生的机理，也就明白了为什么说胸痛是冠心病最响亮的警钟。

如果你平时有胸痛的症状，那么请你认真参照上面提到的心绞痛的疼痛特征，核实自己的疼痛是否符合这些特征。如果符合的话，请不要掉以轻心，要尽快到医院做进一步的检查。如果你的家人或朋友出现了剧烈的胸痛症状，难以缓解，不要让他/她乱跑或做更剧烈的活动，这样会加剧心肌细胞的坏死，必须马上打电话叫救护车送医，这样才能得到及时的救治。

反过来，明白了胸痛发作的机理，我们可以借此排除大多数与劳力无关的疼痛，这也是非常重要的。在接下来的病例中，你将能更加理解劳力与疼痛的关系。

其实，所有胸部组织的病变均可以引起胸痛，包括皮肤、骨头、肌肉、食道、气管、肺，以及心包膜、血管等都可能是疼痛的来源。其中冠心病引起的心肌缺氧是最常见的原因。

另外，有两种病我们也必须高度警惕，那就是主动脉夹层和肺动脉栓塞，因为这两种病若没有得到及时、适当的治疗会导致严重的后果。急性心肌梗死、主动脉夹层和肺动脉栓塞，三者均可见剧烈的疼痛，休息或含服硝酸甘油均不能缓解，作为非医学专业人士，大家所要做的就是须知道有这样三种要命的病，不管是当中的哪一种引起的胸痛，都应该立即到医院就诊，而鉴别诊断的事情就交给医生来做吧。

二、胸闷：冠心病的常见症状

我们再来看看下面一个以胸闷为主要症状的冠心病病例。

袁医生，56 岁，是某县医院的内科医生。尽管作为医生，他比普通老百姓更清楚吸烟的害处和酒精的危害，但是年轻时养成的习惯却总也戒不掉。每天一包烟、每日一斤酒的量，连妻子也看不过去，但无论怎样劝说都无效。

近 1 个月以来，袁医生老觉得胸口时不时有点闷闷的，有时候觉得有些气短，用力喘一口气或者休息后胸闷的感觉就会好很多。如此反复几次后，医生的专业知识提醒他，自己会不会是得了冠心病呢？于是当再次出现胸闷时，他请科室同事为他做了心电图检查，提示有心肌缺血的可能。因此，他不敢再掉以轻心了，来到市里的大医院做了全身检查。体检报告结果提示他体重、血压、血糖、血脂均在正常范围内，心电图无异常，但运动平板试验可疑阳性。老练的医生为他详细地评估了他的病情，列出了他的危险因素：男性，年龄超过55岁，尽管无高血压、糖尿病、高血脂等病史，但出现了胸闷症状，有多年的吸烟嗜酒史，加上运动平板试验可疑阳性，冠心病的可能性还是比较大的。医生建议他做心导管检查来确认心肌缺血的情况，以及冠状动脉狭窄的部位和程度，以作为治疗计划的参考。

医生指出，袁医生的心导管检查如有以下四种结果，根据不同的结果有不同的处理措施：

第一种，造影显示冠状动脉正常，胸闷可能是由冠状动脉痉挛引起，或者是由工作压力大，情绪紧张引起，只需药物治疗即可。

第二种，造影提示一支或两支大血管局部变窄，血流狭小，导致心肌缺血，在必要时可能需要使用球囊扩张或植入支架的手段治疗。这属于介入治疗的一种，可以与心导管术一并完成。

第三种，造影提示冠状动脉多支病变，或病变处于开口分叉处，放置支架难以成功，适宜行搭桥手术治疗。这是需要开胸的手术，风险自然较大，但一般心功能好，无合并肝肾功能损害的患者，手术成功率相当高。

第四种，造影提示弥漫的血管狭窄，则不适宜做手术或介入治疗，可考虑用药物治疗，减轻心脏的负荷，减慢血管硬化进程及避免血栓形成。

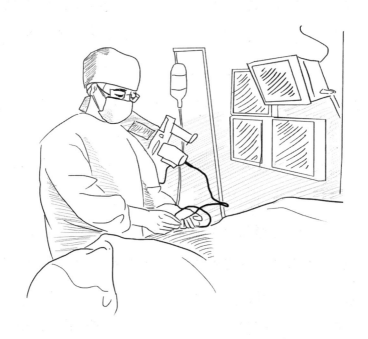

袁医生与家人经过慎重思考后，决定同意行心导管术，必要时行支架术。手术当天，医生看到其冠状动脉

的左前降支有一处变窄非常严重，其余血管血流都还算顺畅，于是就在变窄的地方放置了一个支架，把变窄的血管"支撑"了起来。

手术十分顺利。出院时，袁医生说，他这次受到教训了，立誓以后要戒烟少酒，不想让同行再次为自己服务了。

据临床观察，像袁医生一样，有相当一部分冠心病患者是以胸闷、气短为主要症状就诊，从而发现冠心病的。

但是，光是有胸闷的症状，并不能代表冠心病的严重程度。胸闷也有可能是严重心脏疾患的先兆，寒冬时节，心脏病猝死的发生率较高，尤以12月份至次年2月份这段时间为甚，特别是在连续低温、阴雨和大风天气，急性心肌梗死的发生率显著增高，四五十岁的中年人，更应该加倍注意。许多心血管科的临床医生都证实，有一部分患者，虽有动脉硬化的病理改变，但由于病变较轻或冠状动脉侧支循环建立较好，患者自己感觉不到明显的身体不适，甚至发生了心肌梗死也无明显感觉。

冠心病胸闷辨别小窍门

部位：胸骨上段或中段之后，常以左边为重。

诱因：常常与剧烈活动、情绪激动相关。

病史：有高血压病史，但没有肺病病史。

缓解：休息或服用硝酸甘油、救心丹等同类药物症状有缓解。

所以，当你感到胸闷不适时，尤其具有多项冠心病的危险因素时，不应随便以工作繁忙、压力大、睡眠不好等为理由解释，应当高度警惕冠心病的可能，到医院做进一步相关检查。查清楚原因，若排除了冠心病，那你和你的家人能安心；若发现确实是冠心病，也能及早治疗，避免心脏受到更严重的损害。当然，还有许多疾病的症状会表现为胸闷，因此有胸闷的症状并不一定就是冠心病，如何排除我们在第二章会进一步讨论。

三、心悸：警惕冠心病的影子

王女士，63 岁，4 年前诊断为高血压病，血压最高时达 190/110mmHg，平时吃 β 受体阻滞剂（琥珀酸、美托洛尔）血压基本能得到控制。

一年半前她开始反复出现心悸，上楼梯或快走时会发作，紧张或激动时也会发作，有时还伴有头晕，休息一下就好了。从来都没有出现胸痛，也没有气促。每月发作大约 1~2 次，因此也没在意。

6 天前，王阿姨感觉心跳得厉害，仿佛要从身体中跳出来一般，家务活也干不了，觉也睡不好。每次发作吃了硝酸甘油后能得到缓解，但不久之后就又严重了。王阿姨的子女都非常关心妈妈的健康，催促着她来看病。于是王阿姨住进了医院，进行了全面的检查。

为了排查心律失常，医生首先让王阿姨进行了 24 小时动态心电图检查，结果显示 ST－T 改变，偶发房性早搏。根据结果，排除了严重心律失常，提示有心肌缺血，故建议王阿姨做冠状动脉造影检查，冠状动脉造影显示有一支大血管一处狭窄 99%，于是放置了支架，恢复了血流。

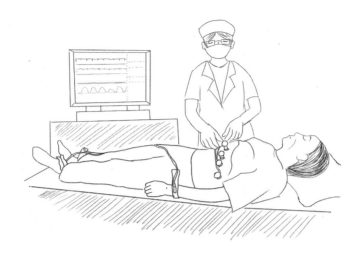

　　我们在门诊上经常听到患者说心慌，这是什么感觉呢？有人形容说好像是偷了东西的感觉，还有的说心脏好像要从身体中跳出来似的，其实这都是心悸的表现。心悸是指心脏不自主跳动的一种感觉。在一般情况下，我们感觉不到心脏在跳动，这可能与我们已经习惯了心脏规律的活动有关。在心脏里面，有一个自主的启动开关叫窦房结，窦房结启动之后，按照顺序使整个心脏兴奋，才引起整个心脏的收缩、舒张。但是，如果窦房结以下的传导组织兴奋性增高了，不听从窦房结的指令了，那么就会干扰窦房结的控制，引发心脏提早发生搏动，称为过早搏动，简称早搏，有人形象地称之为偷停。当早搏发生时，特别是室性早搏，由于瓣膜提早关闭，心室收缩强烈，所以会感到心悸。

冠心病患者因为心肌缺血、损伤或瘢痕使心脏的内环境不稳定，不该兴奋的心肌细胞兴奋性增高，所以容易发生早搏等心律失常情况，也就会有心悸的感觉。心悸往往是心血管疾病最早期的临床表现。

当然，引起心悸的原因非常多，大致可见于以下几类疾病：

1. 非器质性疾病

（1）自主神经功能紊乱。通常年轻女性多发，性格抑郁者多发，工作紧张者加重，失眠患者也多伴随心悸。

（2）焦虑症。

（3）更年期综合征。更年期妇女发病，伴潮热、盗汗、失眠等。

2. 器质性疾病

（1）缺血性肌病，最常见的为冠心病。

（2）各类心律失常：例如 SSS 综合征、快慢综合征、预激综合征、房颤、心动过速、心动过缓等。

（3）甲状腺功能亢进。

既然这么多的疾病都会引起心悸，那么我们又该如何从症状中鉴别自己的心悸是不是冠心病引起的呢？临床上发生心悸心慌最多的情况仍然是冠心病，这与冠心病发病率逐年上升密切相关。

冠心病引起的心悸辨别小窍门

人群：中老年人是冠心病的高危人群，如果不明原因出现阵发性心悸、胸闷、胸痛等症状，首先要考虑冠心病的可能。

相关因素：冠心病引起的心悸与活动和劳累相关。

伴发症状：伴发胸闷甚至心绞痛等典型的冠心病症状。

缓解方法：服用硝酸甘油、丹参滴丸、救心丹等有扩张冠状动脉血管作用的药物可以缓解。

如果确实分辨不清楚的话，医院有一系列的检查可以帮到你。所以，当感觉心悸不适时，既不能掉以轻心等闲视之，也不宜过分担忧，所需要做的是：第一，就医。第二，听从医生的建议，完善甲状腺功能、心电图、动态心电图、运动负荷心电图等检查，必要时做冠状动脉 CT 等排除器质性疾病。第三，若经检查明确心脏病或甲亢等疾病，则继续专科治疗。第四，若排除器质性疾病，则应调整好自己的心情，通过饮食、运动、中药、针灸等综合调治。第五，若前期检查提示有冠心病的可能，需行选择性冠状动脉造影检查以进一步明确诊断。冠状动脉有明显狭窄的患者，需在必要的药物治疗基础上进行冠状动脉内介入治疗或冠状动脉搭桥手术治疗。这才能从根本上解决由冠心病引起的心悸症状。

第二节　冠心病的不典型症状

一、晕厥可能源于心脏

45 岁的曾先生，是某重点中学毕业班的老师。优秀的教学成绩和幽默风趣的教学方式令他在学校大受欢迎，连续 5 年被评为学校优秀教师是他最乐于称道的事情。工作虽然辛苦，但他乐此不疲。只是近 3 个月以来，曾先生运动后偶尔会有胸闷和心跳加速的情形，晚上睡觉时也会憋醒，但休息 3~5 分钟后都能缓解，他以为是临近期末考试工作太劳累引起的，稍微注意休息后，类似情形似乎就少了，于是就没有太在意，家人也不知道这个情况。

夏天，猛烈的阳光、炎热的天气让人浑身都不舒服。一整天工作过后，曾先生迫不及待地回到家，正准备洗冷水浴之际，突然觉得头一昏，就失去了知觉。还好，他跌倒时发出的巨大响声惊动了家人。事后据他妻子回忆，曾先生晕了大约 1 分钟之后就慢慢地醒来了。这次曾先生不敢再怠慢，第二天就来到了医院。查心电图显示：Ⅱ、Ⅲ、aVF 等导联 ST 段抬高 >0.1mV，Ⅰ、aVL、V2~V6 等导联的 ST 段则下移 >0.05mV，紧急完善的心肌肌钙蛋白、心肌酶学等指标均明显升高，诊断为急性下壁心肌梗死。根据医生建议，曾先生住进了心内科病房，准备完善冠状动脉造影术，必要时行介入治疗。

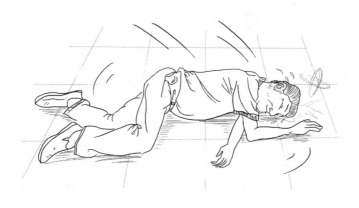

心脏是机体供血供氧的"动力泵",而人体中最容易缺氧的器官就是脑。一旦心脏罢工,供血严重减少,脑部缺血、缺氧就会引发意识丧失。以晕厥为首发症状的冠心病患者,多见于中青年人群,大多没有高血压、糖尿病病史,但多数有家族病史和吸烟嗜酒史。俗语说,冰冻三尺非一日之寒,长期吸烟嗜酒损伤血管内壁,从而引起动脉粥样硬化,一旦相关诱因诱发心肌耗氧增大或引起冠状动脉痉挛,导致主干血管闭塞,同时侧支循环尚未建立,就会引发急性心肌缺血。

还有一位30多岁的年轻人,也是因为头晕乏力来就诊的,自诉平时因为工作应酬的关系吸烟非常厉害,此外没有其他心血管危险因素,后来做了冠状动脉造影,证实有血管狭窄,置入了一枚支架。他事后回忆说,自己以往做事特别有冲劲,但是发病前一周就常常感到莫名的疲倦乏力,甚至连拎10斤大米上6楼都感到异常吃力,早上上班追公交车也不行。其实乏力就是供血不足的表现,心脏供血的渠道阻塞了,心肌缺血、缺氧,泵血功能受损,供应给全身的血少了,自然就感到乏力,一旦运动量增加,心脏负担加重,症状就越发明显。

通过以上病例,我们应充分认识到冠心病的危险性,积极防治其高危因素,尽量少饮酒、不吸烟,不要因过快的生活节奏而忽视自己身体出现的不典型症状，导致延误诊治。

辨别晕厥是否由冠心病引起的小窍门

（1）是否与劳累、活动、情绪激动相关。

（2）症状是否反复。

（3）是否有高血压、糖尿病、高血脂病史。

（4）是否伴有胸闷不适，甚至是胸痛的症状。

——如果答案都是"是"的话，就要高度重视，及时就医。

二、上腹部痛，是胃是心需辨清

曾经听某一家属讲述其去世的老父亲的故事，深感痛心，再次深深地意识到医生身上沉甸甸的责任感。

去年冬天的一天，何伯突然感到上腹部疼痛不适，呕吐了一次，于是来到某三甲医院就诊，由消化内科副主任医师接诊，这时离发病大约 3 小时。当时何伯精神疲惫，痛苦地呻吟着。查心率 76 次/分钟，血压 90/58mmHg，律齐。医生告诉家属其诊断未明，可能只是普通的急性胃炎，但何伯有高血压、高血脂病史，体形肥胖，症状严重，所以要注意心肌梗死的可能，因此建议住院治疗。

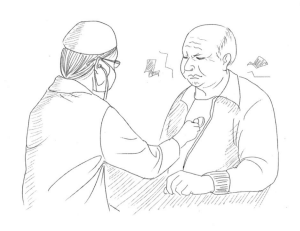

何伯自己和家属都不同意住院，想先在门诊吃点药试试。接诊医生不敢掉以轻心，马上开了心电图检查单，再三劝说他们做心电图检查，后来还陪着何伯到了心电图室。心电图显示：广泛导联 ST 段压低、T 波倒置,值班的心电图医生的诊断报告是"心肌劳损"。医生见心电图排除了心肌梗死,稍安心,但何伯腹痛并未缓解,就安排了留院观察,下医嘱急查血常规及血糖,给予生理盐水静滴观察,等待化验结果再作处理。约40分钟后,何伯出现气促、胸闷、大汗、脸色苍白、口唇紫绀等症状,医生马上来到床边检查,听诊双中下肺可闻及广泛湿性啰音,心率120次/分钟,心音弱。立即开始一系列抢救动作,但抢救过程中何伯心跳呼吸停止,继续心肺复苏抢救约30分钟后仍无生命体征,于是宣告临床死亡。事后医生告诉家属何伯死于急性心力衰竭。

其实,何伯因有高血压、高血脂病史,已经引起了接诊医生的注意。心电图结果提示广泛导联 ST 段压低、T 波倒置,这是典型的心内膜下心肌梗死,是心肌梗死的一种。可惜心电图诊断的特异性和灵敏度有限,此外,心电图具有十分明显的时效性,当时只是诊断为"心肌劳损",结果医生被误导而麻痹大意,延误了治疗时机。所以,医生在遇到剧烈胸腹部疼痛的患者时,神经要紧绷起来,抓紧时间完善相关检验、检查,家属亦应积极配合完成,方能最大限度避免不幸的发生。

胃痛与心绞痛的辨别小窍门

（1）心绞痛一般与活动、情绪激动相关，而胃痛一般与饮食相关，比如饥饿的时候痛，有些人饱餐后会痛。

（2）心绞痛休息或服用硝酸甘油可以缓解，但是胃痛休息或服用硝酸甘油一般不能缓解，只有服用胃药才可以缓解。

（3）心电图、活动平板试验、胃镜可以帮助诊断。

三、肩背痛不一定是骨骼的问题

黄阿姨，59岁，左上肢反复疼痛10年。每次发作时除了疼痛，还有指尖冰凉、麻木的感觉，左手上抬困难，看过的医生无数，都是诊断为颈椎病、肩周炎，虽经过内服、外用等多种活血化瘀药物治疗，但疗效都不明显，这令黄阿姨很是困扰。近两年来，黄阿姨的病情越发加重，疼痛牵连后背部，持续时间比过去更长了，每当天气及情绪变化时最易发作。但去到顶级的医院，医生还是按颈椎病、肩周炎来给她治疗，效果不好之余黄阿姨对自己的病情越发担心了。

1个月前，黄阿姨开始经常觉得疲劳气短，于是由女儿陪着再次来到了门诊。门诊医生经过详细问诊了解到，每当患者快步走时就会胸闷甚至胸痛，喘不过气，上两层楼就觉得胸口被压得紧紧的，要停下来大喘气，安静时也有后背部及左上肢疼痛，双下肢有水肿。以前没有高血压、高血脂、糖尿病，平时不吸烟也不喝酒。医生告诉黄阿姨她可能得的是冠心病，建议她入院观察治疗。入院后在黄阿姨感到胸闷时做了心电图检查，结果没有明显变化，又查了动态心电图发现有ST段改变。

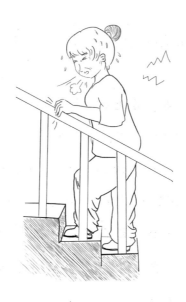

根据检查结果，医生向黄阿姨和她的家人解释病情：动态心电图上出现 ST 段异常的时间跟黄阿姨不适症状出现的时间相吻合。这对病情判断是有意义的。黄阿姨 1 个月前的症状和颈椎病非常相似，为了排除颈椎病，给她拍了颈椎片，根据结果知道颈椎的问题比较轻微，不至于引起黄阿姨的疼痛症状，所以综合黄阿姨年龄、入院前 1 个月来的症状、体征以及动态心电图的检查结果，仍考虑是冠心病、不稳定性心绞痛，但从心脏彩超结果知道，黄阿姨的心脏功能仍然是好的，并未因冠心病造成大的损害。

为了明确"犯罪"血管（即缺血、缺氧的"主凶"），在医生建议下，黄阿姨做了冠状动脉造影检查，发现前降支上段狭窄95%，于是在前降支病变处置入支架 1 枚。手术十分顺利，术后黄阿姨胸痛、胸闷的感觉就消失了，同时左上肢末端冰凉、麻木、疼痛也随之而去。出院后随访 1 年，黄阿姨坚持服用抗血小板药物及接受降压治疗，病情控制良好，未再复发，黄阿姨多年来的困扰终于一扫而光。

颈椎病和冠心病都是中老年人的常见病，由于颈椎病引起的心脏症状类似于心绞痛，常被误诊为冠心病；而心绞痛常表现极不典型，也容易被误诊为颈椎病或其他疾病。究其原因，是由于心肌缺血，供氧不足，无氧代谢增加，其产物刺激神经末梢，痛觉传入大脑的冲动与其他区域的传入冲动在脊髓内会聚到同一神经元，然后上达脑部负责感觉的区域，在这里疼痛被分辨为来自其他部位而不是心脏区，故容易与食管、胆、胃和颈椎等病变相混淆。

黄阿姨发病初期心绞痛症状极不典型，表现为类似于颈椎病的左上肢的感觉异常及活动不利，发病时普通心电图无改变，亦无高血压、高血脂以及糖尿病等冠心病的危险因素，同时因有颈椎病病史，所以多次按颈椎病治疗不仅无效，还导致病情贻误并逐渐加重。后来随着病情发展，心绞痛呈现出典型表现，她也通过进一步完善冠状动脉造影检查证实了冠心病的诊断。所以临床出现左上肢感觉以及运动异常、后背痛、腹痛等，经专科治疗无效，应考虑冠心病的可能性，完善普通心电图、X 线检查、心脏超声、24 小时动态心电图等检查，诊断困难或者经济条件、身体条件允许的患者可做放射性核素检查或考虑行选择性冠状动脉造影，以明确诊断并治疗。

黄阿姨尽管初期被误诊，所幸其治疗仍然是及时的，没有发生严重的不愉快事件。其实这样的情况并不少见。同行中曾遇过有突发的肩背痛患者，在急诊导诊护士的引领下挂骨科大夫号看诊，经过完善 DR 颈椎片未见异常，于是按普通的肌肉劳损开了消炎止痛药，结果患者猝死在回家路上。事后尸检报告结论为：冠状动脉粥样硬化性心脏病急性发作死亡。这些经历无时无刻不提醒着我们，无论是谁，都需要保持对疾病的警惕和对生命的敬畏，要多留个心眼，再怎么小心也不为过。

在黄阿姨的例子中，复查的颈椎片帮忙排除了椎间盘突出、椎间隙狭窄等严重的颈椎病变，然而在临床上我们看到不少老人家是颈椎病和冠心病合并发病的，这种情况下出现肩背痛就比较难以分辨是由哪一种疾病引起的，需要临床医生在诊疗时打开思路，灵活变通方能避免漏诊误诊。

辨别肩背痛是否由冠心病引起的小窍门

（1）肩背痛是否有伴随胸闷痛的症状？

（2）是否与运动相关并呈发作性，休息或服用硝酸甘油可以得到缓解。

（3）肩背痛与静息时单纯肩膀的活动不相关。

（4）肩背痛以单侧——左侧为主。

四、留心牙痛

　　67 岁的田伯在两天前无缘无故出现左下牙疼痛，吃过止痛药效果也不明显，于是田伯来到了牙科门诊。医生详细检查了田伯的牙齿，发现左下牙有一颗牙齿中度磨耗，未见明显龋损，于是医生给磨损的牙齿清洁并上药，叮嘱田伯两天后来复诊。田伯很高兴找到了牙痛原因，安心地走了。然而两天过去了，田伯自觉疼痛的症状并没有减轻，但复诊时医生看到牙龈红肿基本消退了，于是考虑田伯患的是逆行性牙髓炎，需要在局麻下做开髓，田伯同意了，一心想着能尽快止痛就好了。想不到就在局麻前，田伯突然感到左边上下牙齿都剧烈疼痛，还伴着头痛，同时左胸像被压着一样闷得厉害，大汗淋漓，测心率 70 次/分钟，血压 105/65mmHg。医生追问了田伯的病史，原来从去年开始田伯外出时偶尔有少许胸闷，心脏科医生怀疑他得了冠心病，建议他做检查，但是田伯觉得病不重没必要花钱，就没有接受相关检查。因田伯既往有高血压病史 20 多年，医生给他紧急完善了心电图检查，明确诊断为冠心病、急性前壁心肌梗死。经抢救治疗，田伯病情好转，同时左下牙疼痛也消失了。

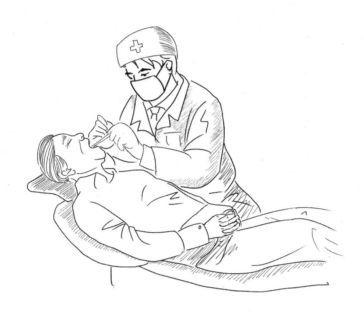

　　像田伯这样因心肌缺血引起的牙痛，我们称为心源性牙痛。心源性牙痛并不少见，据国外报道，约有18%的冠心病患者疼痛多表现在颌骨和牙齿，与急性牙髓炎疼痛颇为相似。其产生的原因，多数人认为是心肌缺血、缺氧时感觉神经纤维反射到大脑皮质的过程中发生错位而导致牙痛或牙颌痛。人到老年，大脑及心脏神经纤维逐渐发生了退行性变化，对疼痛的敏感度降低，导致心肌梗死或心绞痛的部位偶尔放射到头颅部、喉部或上下颌牙齿。由于心源性牙痛是不典型的急性心肌梗死或心绞痛的一种特殊类型，患者多以牙痛或牙颌痛为首发症状，因此极易被误诊。国内报道显示其误诊率高达76%，死亡率为24%。作为医生，凡有高血压病史的老年患者，如果牙痛与口腔检查结果不符，而又无其他原因可解释或采用止痛药物治疗无效时，均应询问其心脏病史，考虑有心源性牙痛的可能性，并及时请求会诊，以免延误病情，造成无法挽回的局面。作为普通患者，如果有胸闷痛症状或者冠心病史，因身体任何不适就诊时均应主动向医生交代心脏病病情，令医生可以做出综合而全面的判断。

五、下颌骨及咽部疼痛可能是心脏问题

关姨，60岁，身体还算健壮，虽然有高血压、糖尿病，但是她一直坚持吃药治疗，血压、血糖都控制得很好。唯一令她烦恼的是，近5年来，她常常感到咽喉疼痛，五官科医生诊断她患的是慢性咽炎，给她开了口服的抗生素等药物治疗，但咽痛仍然反复出现。于是医生换了一个又一个，医院换了一家又一家。

这天，关姨咽喉实在疼得厉害，又来到了医院。医生看了关姨厚厚一沓的病历后，又仔细询问了关姨咽痛发作的情况，最终发现了病情的端倪。关姨仔细回忆说，她的咽痛以前多数是在吃饱了饭或者爬山之后发作，感

到颌骨及咽部疼痛。但是近几天她无论是在床上休息还是上街买菜都感到下颌骨及咽部疼痛，有时胸骨后、双手臂和背部都感到疼痛。医生马上为她查心电图，提示多个导联有 ST 段下移，T 波倒置。于是考虑为冠心病、心绞痛，并收治入院。入院之后经过抗凝、降低心脏负荷等治疗后，咽痛症状果然消失了。

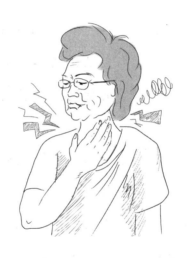

在这里我们分析一下关姨被长时间误诊的主要原因：①病情不典型，缺乏特异性体征；②许多人对冠心病的发病机制、病理生理认识不足；③询问病史不详细。心绞痛发作典型的患者诊断并不困难，相信只要看了前文的读者，都对典型的心绞痛发作有了大概的印象，但是发作不典型的患者，则需要仔细了解病史。要知道，心绞痛发作并不是一成不变地以胸闷、胸痛、心悸等症状出现，像咽痛这样看似风马牛不相及的症状也要留神。

六、水肿、呼吸困难——别忘了冠心病引起的心衰

莫先生，47岁，是当地某报社的资深记者。长期超负荷的工作，令他顾不上自己的身体。莫先生体形高大壮实，从小就很少跑医院的他，从来没有想过死亡曾离他这么近。

去年2月份，莫先生开始出现呼吸加快、上不来气的情形，偶尔咳嗽几声，咯一点点痰，工作忙的时候快步走或者搬运重物之后，气促更加明显，但除此之外，也没有其他更严重的症状，便以为是工作太劳累引起的，于是就在门诊看医生。当时医生诊断为气管炎，开了药物对症治疗。5月份的一天，莫先生呼吸困难的情形突然加重了，上三楼都成了难事，晚上也不能平躺在床上，不然就会气促，只有坐起来才舒服，而且腿和阴囊都出现了水肿，甚至到了影响行走的程度。这时莫先生意识到问题严重了，于是马上来到医院急诊科看病。医生考

虑为急性心衰发作，立即给予利尿、强心等治疗，之后症状有所缓解。但心衰的原因还不是十分明确，医生建议住院治疗。莫先生住院后，做了详细的相关检查，医生对其心衰的原因做了分析，告诉他有以下 3 种可能：

（1）扩张型心肌病。莫先生有心衰的症状，心脏彩超发现全心增大，心脏收缩功能下降，这几点支持这一诊断。

（2）高血压性心脏病。尽管莫先生否认既往高血压病史，但入院后做的动态血压监测支持高血压病诊断，胸片提示左心室增大，因此考虑高血压性心脏病引起心力衰竭的可能。

（3）冠心病。尽管莫先生发病以来没有发生过胸闷、胸痛，年纪也不算大，然而追问病史，莫先生长期吸烟，已经有 20 年的烟龄了，每天 1 包。此外，莫先生体形略胖，有糖尿病，血糖控制不好，新发现高血压，具有多种冠心病高危因素，冠心病的诊断是不能排除的。建议做冠状动脉造影明确诊断。

由于冠状动脉造影是有创检查，莫先生经过仔细考虑，对其始终有所畏惧，又听取了更多医生的意见分析，部分医生认为冠心病的可能性不大，所以表示暂时先不做冠状动脉造影，在呼吸困难缓解、水肿消退之后就出院了。

尽管坚持服药治疗，但好景不长，出院不到 1 个月，莫先生又再次因水肿、呼吸急促住进了医院。这次他决定听从医生的建议，同意做冠状动脉造影。果然，术中发现心脏两条主要供血血管中的一条严重狭窄，狭窄程度达 95%，于是在最窄的地方放了一个支架把狭窄的血管重新"支撑"了起来，保证血流顺畅。

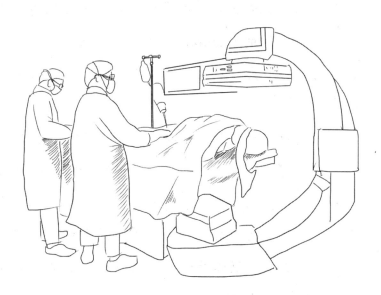

手术进行得非常成功，莫先生恢复很快，出院后马上投入繁忙的工作当中。尽管血糖控制得不好，餐后 2 小时血糖常常达 18mmol/L 甚至更高水平，血压也控制得一般，大多在 150/88mmHg 左右，但莫先生没有再感觉

到任何不舒服，也就不管了。

不幸的是，病魔再次找上了莫先生。同年 10 月，莫先生活动后感到胸闷，每次持续大约数分钟，休息之后能缓解。之前的发病使他提高了警惕，他再次来到医院检查。心电图显示心肌前壁相应导联的 ST 段有下移，提示心肌缺血，再次做了冠状动脉造影，发现另一支血管狭窄严重，放了两个支架才把血管重新建好。术后医生为其制订了合适的降压、降糖方案，并要求他严格按照医嘱吃药，不能再疏忽大意了。经过两次鬼门关的经历，莫先生再也不敢拿自己的身体不当回事了，老老实实地吃药治疗。

以心衰为首发症状的冠心病并不少见。莫先生的例子正好提醒我们，只要具备了冠心病的危险因素，就应该要想到冠心病的可能，而且危险因素越多，越应该提防。对于非医学专业人士来说，看完莫先生的故事，凡是出现呼吸困难、咳嗽咯痰的情况，特别是活动后加重的，则万万不可在家里自己找点消炎药、感冒药应付，应尽快到医院听取专业人士的意见。

第二章　"假"冠心病的识别

第一节　冠心病的鉴别诊断

平日里，我们常常可以听到身边的朋友用"郁闷"之类的词语来形容自己莫名烦闷的心情，当人们嫌"郁闷"的程度还不够深的时候，"胸闷"一词就成了人们的口头禅。其实，真正有胸闷症状的患者说到这个词时绝不会这么轻松，那种透不过气来，严重缺氧的感觉甚至会让人产生濒死之感。胸闷是一种主观感觉，严格地说即呼吸费力或气不够用。轻者若无其事，重者则觉得胸膛似乎被石头压住了，更严重者甚至出现呼吸困难并伴有胸痛、濒死的感觉。它可以与情绪相关，也可以与活动相关，甚至可以与天气相关；它可能是身体器官的功能性表现，也可能是人体发生疾病的最早症状之一。

平常人们谈起胸闷或胸痛，往往首先想到的就是冠心病、心绞痛。电视、报纸等媒体的传播，让人们认识了冠心病，但是又无形中缩小了胸闷、胸痛的病因范围。其实引起胸闷、胸痛的原因远不止冠心病。肺、消化道出问题了，神经系统过于敏感，妇女的更年期综合征、儿童的心肌病，单纯的高血压、颈椎病、内分泌疾病甚至是闷热的天气等都可以引起胸闷、胸痛等不适，所以对于不同年龄段、不同性别的人，判断其究竟是不是得了冠心病，不仅得结合引起胸闷、胸痛的病因，还得结合其平时的生活饮食习惯及所患的基础病，方可大致判断引起胸闷、胸痛的罪魁祸首是什么。

下面我们将从几个不同的方面来具体了解，除了冠心病还有什么疾病可以引起类似冠心病这样的胸闷或胸痛症状。

一、功能性胸闷：症状最轻、不需要任何药物治疗的胸闷

小林，26 岁，某大学的应届毕业生。近一段时间为了应付毕业论文，小林每天都待在宿舍里，足不出户，吃饭也是潦草解决，就诊的时候说自己胸闷、透不过气来，怀疑自己有冠心病，非常害怕。

通过仔细地询问和检查，医生觉得他并没有心脏方面的疾病。首先，他非常年轻，而且没有高血压、糖尿病、血脂异常等相关的危险因素；其次，他的胸闷与活动不相关，反而是埋头写论文时会胸闷，这就不符合冠心病的临床特点。

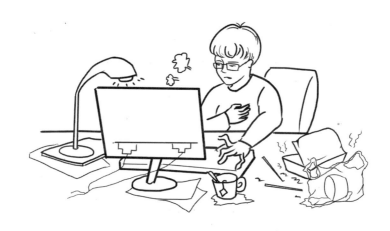

医生让他多出去走走，活动一下，并开了些简单的疏肝理气的中药给他，过了一段时间他回来看门诊，说多活动症状反而就消失了。

类似小林这种情况的患者有很多，大多都属于功能性胸闷，这类胸闷多见于在门窗密闭、空气不流通、光线昏暗的房间内长期作业的人，比如年轻人爱去的卡拉OK厅、电影播放厅等，逗留较长时间后，不自主地就会开始觉得胸闷、呼吸不顺畅。另外，也多见于那些遇到不愉快的事情生闷气的人，比如与别人发生口角、争执，或处于气压偏低（如梅雨天气）的气候中，往往也容易产生胸闷、疲劳的感觉。但是只要经过短时间的休息、开窗通风、转换环境或到室外呼吸新鲜空气、放松思想、调节情绪，很快就能恢复正常。这一类胸闷称为功能性胸闷，是完全不必紧张的，也无须药物治疗。但是，即便是这样，出现症状时也提示我们需要调整生活方式了。

功能性胸闷的鉴别要点

（1）年龄，年轻的人患冠心病的可能性一般比较小。

（2）没有高血压、糖尿病、高血脂等相关因素。

（3）不与活动相关，不活动反而更加闷。

（4）长时间熬夜，或长时间做同一件事情的人常有这种症状。

二、肺系疾病：胸闷、胸痛的潜在来源

从人体解剖学上看，肺与心脏关系非常密切，两者如同邻居一样同样位上胸廓。肺有问题了，相邻的心脏也可能受到影响，我们先来看看发生在伍先生身上的故事。

伍先生，37 岁，平时身体健壮，即便偶尔有点感冒、咳嗽之类的小毛病，晚上睡一觉休息好也就没什么大碍了。这几天因为忙于工作，每晚熬夜成了标配，一天休息的时间加起来也就两小时左右。这天辛苦了几宿的工作终于大功告成，下午五点终于可以准点下班回家了。可惜天公不作美，顷刻间就下起了大雨，没带雨伞的他硬是淋着雨回了家。当晚，伍先生就开始发烧、咳嗽，妻子给他吃了点感冒药，想着没什么大问题，就休息了。不想第二天早晨起来，伍先生仍旧发烧，还觉得呼吸困难，左胸部隐隐觉得闷痛，咳嗽时胸痛症状似乎更明显。伍先生和妻子不敢大意，赶忙来到医院，医生给伍先生照了胸片并检查了血象后，发现原来是肺炎在作怪。

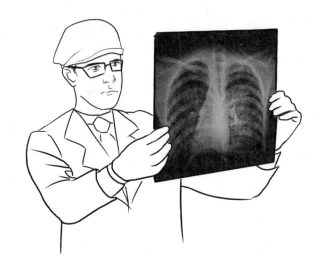

　　说起肺炎，很多人都不陌生，但是真正得过肺炎的人却不多，除儿童及老年人较常见外，青壮年处于免疫力低下的时候也容易感染。

　　肺炎通俗而言就是肺部的炎症，常常由感染导致。按感染源的不同可分为细菌性肺炎、病毒性肺炎、真菌性肺炎及寄生虫性肺炎，一般而言细菌性肺炎较常见。肺炎的症状类似感冒，但是又比普通的感冒严重很多。为什么这么说呢？普通的感冒不会引起肺部炎症，它大多是由病毒侵犯我们的身体而引起，属于中医说的表证，顾名思义即在身体表面的病症。肺炎则是感冒后病情迁延或某些身体抵抗力严重低下的重病患者不慎接触感染物后的表现，当然肺炎也可以发生在并无感冒症状的人身上。就如上例中的伍先生，他之所以得肺炎，熬夜休息欠佳导致身体抵抗力下降是一方面，另一方面，淋雨着凉也是重要原因。一般而言，我们正常人的身体都有一定的免疫力，它的存在就如同为我们的身体竖立了一道天然的保护屏障，使得形形色色的细菌、病毒不能轻易侵犯我们。当我们抵抗力下降，或因着凉等原因不慎患上肺炎后，大多表现为发烧、咳嗽、咯白色或黄色的黏痰。当肺部炎症病变累及胸膜或胸壁，则导致人体呼吸困难及胸闷痛，咳嗽的时候由于再次刺激胸膜及胸壁，故疼痛加剧。肺炎所导致的胸闷痛和冠心病的胸闷痛在性质上尽管有几分相似，但两者还是不难区分的。首先，冠心病不是一朝一夕形成的，哪些人群容易患冠心病前一章我们已经说过，而肺炎则无论年龄大小，有无吸烟嗜酒史，有无高血压、糖尿病或高血脂病史，只要生活上不注意调理，抵抗力低下又恰巧着凉了就有可能与它来个"亲密接触"。其次，肺炎除了胸闷痛，经常表现为发烧、咳嗽、咯痰或全身乏力，冠心病则不然。从检查上看，要确诊肺炎并不复杂，只需胸片提示有肺部感染灶，血常规提示白细胞升高、中性粒细胞比例升高，或有明确的发烧、咳嗽、胸痛症状，或听诊肺脏听到如同煮粥般的啰音，或进行痰的细菌培养找到病原菌就可以明确诊断。肺炎以抗感染为主要治疗原则，针对感染源进行有目的、有针对性的治疗，大多可痊愈。

肺脏的疾病除了肺炎可引起胸闷痛外，肺结核、气胸、肺癌等均可引发胸闷痛，这些疾病与冠心病鉴别都不难，抓住呼吸系统的表现即可。

肺结核患者主要以干咳、咯血、潮热、盗汗、消瘦、乏力为主要特征，个别也可见胸痛，这种痛不局限于左侧胸部。如果是部位不定的隐痛则是由神经反射引起；如果是固定性针刺样痛并伴随呼吸或咳嗽加重，则为胸膜受累引起。肺结核以抗结核治疗为主，临床上提倡早期用药、联合用药、药量用足、规律和全程用药的原则，故确诊为肺结核的患者应在医生建议下规范用药。

气胸多发生在剧烈咳嗽后，提起重物、剧烈运动或被锐器刺伤胸部的人身上，少数发生在正常活动或安静休息时，多为急骤发病。典型症状为突发胸痛、锐痛，胸痛部位发生在气胸同侧，继之还会出现呼吸困难和刺激性干咳。气胸发生后，应立即限制活动，卧床休息，尽快送医院行胸腔减压。

最后，我们谈谈肺癌。随着城市大气污染越来越严重及吸烟人口日渐增多，肺癌的发病率居高不下。它是人体常见的原发恶性肿瘤，当肿瘤接近胸腔表面的那层膜时，会引起胸部隐痛、钝痛，这种疼痛发生在肿瘤同侧，随呼吸、咳嗽加重。若肿瘤进一步侵犯了肋骨、脊柱，疼痛持续而明显，且与呼吸、咳嗽无关，通过胸部X光检查或胸部CT及抽血检测相应的肺癌肿瘤标志物可以明确诊断。得了肺癌，患者首先要调整好情绪，低落的情绪不利于任何疾病的康复，其次正确听从医生的建议，根据个人实际情况及病情选择相应的治疗措施。

三、心脏的其他疾病——心肌炎、心肌病、严重的瓣膜病、X综合征、心包炎等

心脏方面的疾病，以胸闷或胸痛为主要表现的远不止冠心病，不论是未成年人还是成年人，都有可能因为心脏方面的问题而受到胸闷痛的困扰。比如儿童可因病毒性心肌炎、先天性心脏病而胸闷痛，成年人可因心肌病、X综合征、心包炎而胸闷痛。

晓军，9岁，父母都是部队文艺人员，由于工作原因经常需要外出慰问表演，所以晓军从小就由爷爷奶奶照看。半个月前晓军生日，爷爷带着晓军去水上乐园玩了一天，晚上回家后晓军突然发烧并伴随嗓子痛，爷爷

想兴许是白天泡冷水着凉了，也没太在意，就给晓军吃了点退烧药和感冒药，休息几天后，晓军好了。谁知，近几天晓军总感到胸闷、憋气，没几分钟就得大口喘一次气，还不愿意去上学。老人想这孩子平常就贪玩，这次肯定是偷懒不想上学，故意作怪，就没在意。不料，晓军的症状越来越严重，不仅胸闷，还心慌头晕，无法坚持上学，爷爷慌了，赶忙带晓军去医院检查。查了心电图及抽血后，医生告诉爷爷，晓军患的是病毒性心肌炎，他的胸闷、头晕症状就是病毒性心肌炎在作怪。爷爷听了，方才意识到问题的严重性。

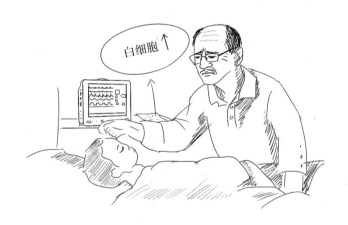

那么，什么是病毒性心肌炎呢？

心肌炎是指心肌局限性或弥漫性的急性、亚急性或慢性炎性病变，一般分为感染性和非感染性，临床上以病毒性心肌炎较为常见。通俗而言就是心肌感染病毒后发炎了，按病情的急缓分为急性期、亚急性期及恢复期。这种感染多由感冒病毒及肠道病毒引起，好发于儿童及青壮年，发病之初常以感冒症状或肠道症状为先兆，如发热、全身酸痛、咽痛、腹泻等。若身体里的病毒随血液循环至心脏则直接感染心肌引起心肌的炎症反应，之后通过免疫反应继续侵害心肌。

如何确诊本病呢？

首先，我们还是得根据患者的年龄来推测到底是不是心肌炎引起的胸闷不适。其次，病毒性心肌炎的诊断必须建立在有心肌炎的证据和病毒感染的证据的基础上。如出现胸闷、心悸，常常是心脏病变的表现，当发展至胸片或心脏彩超提示心脏扩大，或出现心律失常症状或心力衰竭，则是心脏明显受损的表现。

病毒感染的证据主要有以下几点：①有发热、腹泻或流感症状，发生后不久心脏开始出现症状。②血清病毒中和抗体测定结果为阳性。根据流行病学调查，引起病毒性心肌炎的病毒以柯萨奇 B 病毒最为常见。通常起病早期和起病后第2～4周各抽一次血，如两次抗体效价示4倍上升或其中一次≥1：640，可作为近期感染该病毒的依据。③ 咽、肛门拭子病毒分离，如阳性有辅助意义，需注意的是此项检测有可能假阳性，即少部分的正常人也可呈阳性，故不推荐直接检测此项目，必须与阳性中和抗体测定结果相结合。④从粪便、血清或心肌组织中检出病毒RNA。⑤心肌活检：取少许的心肌活组织进行病毒检测，病毒学检查对心肌炎的诊断有帮助，由于此项检查有创，故临床上不常用。明确诊断后，患者经过治疗往往都可以取得较好的治疗效果，且不遗留明显的后遗症。只有极少数患者因为自身抵抗力弱、延误治疗的最佳时期或治疗不当，在急性期因严重心律失常、急性心力衰竭和心源性休克而死亡。尽管目前人们的医疗意识普遍较从前有所提高，同时，抗生素的过早及过多滥用，也降低了风湿性心脏病及感染性心内膜炎的发病率，但病毒性心肌炎的发病率还是比较高的，因此还是非常有必要掌握本病的预防常识的。

谈完心肌炎，我们说说心肌病，两者虽只有一字之差，但意义却完全不同。心肌病是指合并有心脏功能障碍的心肌疾病。心脏是为全身各器官、组织供应氧分充足的动脉血的主要器官，若心脏的泵血功能出现障碍，全身各器官、组织就会相应地缺血，可见心肌病对心脏的影响之大。根据心脏改变的类型，心肌病可分为扩张型心肌病、肥厚型心肌病和限制型心肌病等，临床上引起胸痛等不适的主要是肥厚型心肌病。心脏的构造就如同一个立体的"田"字，它由心肌及包在心肌外的膜构成上、下、左、右四个腔，肥厚型心肌病可以引起心脏下面的两个室腔变小，从而使得室腔里的血流量减少，输出给全身的血流量也就相应地减少。目前的研究表明，肥厚型心肌病具有家族遗传性，50%的患者为基因突变所致，另外50%的患者发病原因尚不明确。半数以上的患者表现为无症状，少数患者会出现心悸、胸痛、活动后气促，甚至猝死。本病在治疗上尚缺乏完全治愈的方案，目前主要以缓解症状、改善预后为主，改善左室腔血液充盈功能，以预防猝死为主要目标。

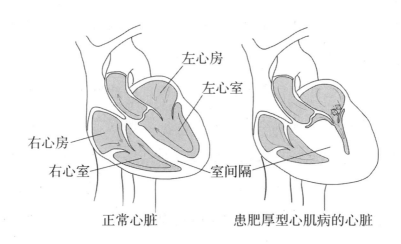

左心房

左心室

右心房

右心室

室间隔

正常心脏

患肥厚型心肌病的心脏

心肌有问题可以引起胸痛，包裹在心脏外面的心包膜出问题了同样会引起胸痛。心脏表面的膜有两层，里面的是脏层（和脏器相邻），外面的是壁层（与胸壁贴近），壁层和脏层之间有层薄腔，称为心包腔。正常人的心包腔内含有少量（10～50mL）起润滑作用的液体。如果心包腔内发生炎症改变即为心包炎，发炎的心包使心脏受压，从而限制心室腔里的血液充盈。心包炎按病情的进展分为急性和慢性两大类。病因大致可分为：感染，如感染病毒、细菌、真菌或寄生虫；自身免疫性疾病，如风湿热；心肌梗死后遗症或代谢性疾病，如尿毒症、痛风等。

疼痛部位、性质不定是急性心包炎的常见症状，有时疼痛以锐痛为主（如同被锐器刺伤一般），有时疼痛又如心绞痛一般（呈钝痛或压榨样）。疼痛的出现与心包及胸膜发炎有关，也可能与心包腔里的炎症导致心包牵张有关。疼痛的部位大多位于心前区，可放射至颈部和背部，有时候也可放射至上腹部，让人误以为是胃肠道出了问题。故诊断本病除需要与冠心病区分外，还需与胃肠道疾病相区别。

如何诊断本病呢？关键是明确是否患有并发心包炎的疾病，如前面所说的感染、自身免疫性疾病等。当在这些疾病的发展过程中出现了胸痛、呼吸困难和原因不明的心影扩大，应考虑急性心包炎的可能。倘若在胸骨左缘 3 至 4 肋间（乳头偏上两厘米、偏右三厘米左右）听到心包摩擦音——一种类似皮革摩擦发出的搔刮样、粗糙的声音，就需要高度怀疑心包炎。正所谓解铃还须系铃人，心包炎在治疗上主要针对原发病因治疗。需注意的是，由于本病病情较重，患者必须住院治疗并卧床休息。

除上述疾病外，比较典型的有类似冠心病表现的还有 X 综合征。这个病的名字听起来令人困惑，实际上它是指具有心绞痛或类似于心绞痛、胸痛症状的患者，运动平板试验时出现了 ST 段下移，但做心脏导管检查时却无异常发现的一类病。本病通常预后良好，但由于有胸痛症状的存在，常迫使患者反复看医生，以致过度检查和过度用药，患者总是被一种恐惧感笼罩，生活质量下降。据统计，这部分患者占因胸痛而行心脏导管检查患者总数的 10%～30%。目前本病的病因尚不明确，治疗上也无特异疗法，除药物对症治疗外，解除患者精神上的紧张也是非常有必要的。

四、高血压引起的胸闷

一般人都知道，高血压会引起头晕、头痛等不适，却很少听说单纯一个高血压也会引起胸闷痛。其实高血压给我们身体带来的不适症状比大家平时所了解的要多得多。我们先看看发生在老谢身上的故事。

老谢是一名机关退休老干部，患有高血压达二十年之久。自发现血压偏高以来，并未有什么不舒服的表现，所以也就没有规律地服用降压药，偶尔想起来才去社区医院开点降压药吃，有时候忘记了，连开回来的药也不吃，要他养成规律服药并定期监测血压的习惯比登天还难。近一周来，老谢没来由地开始出现胸闷，并伴头昏涨感，常出现在体位改变后（如突然从椅子上站起来）。持续时间或长或短，服用降压药后无明显改善。老谢想起单位里不少老同志近期都有心绞痛发作，平日不怎么担心身体的他也开始紧张起来，于是赶忙来到医院看病。医生先给老谢测量了血压，不量不知道，一量吓一跳，他的血压竟然高达180/110mmHg！医生建议老谢住院系统检查，查清胸闷和头晕的原因。老谢听从了医生的建议。住院后，医生给老谢先后完善了运动平板、冠状动脉CT、颈椎、头颅等相关检查，排除了冠心病及颈椎病，最后查清了胸闷及头晕的原因——高血压。

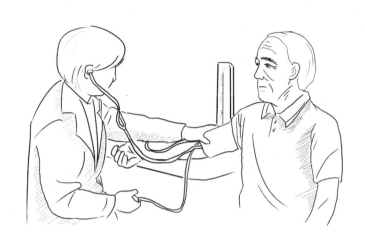

为什么高血压也可以引起那么多不适症状？原来，早期高血压在心脏代偿时期发生的胸闷不适往往是神经性的，检查结果多无明显的异常表现。当血压长期升高，就会增加心、脑、肾等全身多个脏器的负担，迫使它们在超负荷的长期工作下改变自身的结构以适应这一改变。于是，压力开始增大，心脏开始肥厚，斑块开始形成，血管开始硬化……即便冠状动脉里的血流量还是和以往一样，但这其实是全身尚可"忍受"这一负荷的表现。等到脏器无论如何也无法适应这种压力（即"失代偿"）了，心肌的供血就相对显得不足了，患者也就容易出现气短、胸闷的感觉。因此老谢虽然暂未步入冠心病的行列，但也不可掉以轻心。从这以后，老谢再也不敢忽略降压治疗了。

需要明确的是，高血压属于慢性病，需要长期管理。平时需要规律服药、监测血压，如果血压有较大波动应及时专科门诊就诊，调整用药。

五、消化性疾病伴随的胸痛

虽然只是小小的一个胸痛，但要明确病因，也是件让医生头痛的事，除了心肺及血管性的疾病会引起胸痛外，消化道的疾病也会让人误以为是冠心病。

何女士，45 岁，是一位出色的建筑工程设计师。她平日忙着设计工程项目图纸，一日三餐常常难以定时，隔三岔五地还得跟上司出去应酬，喝酒在所难免。年轻的时候，何女士觉得自己底子好，忽视了身体保健，偶尔觉得胃不舒服，吃点胃药也就过去了。但随着年龄的增长，她越发觉得身体不如从前。4 天前的早上何女士正吃着面包，忽然觉得左侧胸部有种火辣辣的感觉，呼吸也特别费力，本想休息一下就好了，却丝毫不见缓解。

碍于工作一直都没能抽出时间去看病，拖了 4 天才来到了医院就诊。医生详细地询问了何女士的基本情况：没有高血压和糖尿病病史，近 4 天来，出现胸闷痛的症状，且多出现在饮食后，偶伴反酸、嗳气。医生给何女士完善了相关检查，最后诊断为胃食管反流病、慢性胃炎。

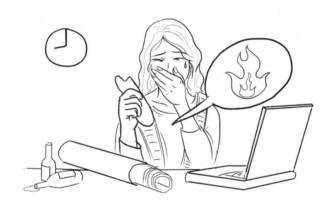

也许很多人对胃食管反流病感到陌生，甚至不明白为什么胃内容物反流入食管会引起胸闷痛等不适。下面我们一一来释疑。

首先，我们需要明白胃食管反流病的概念。从字面上我们大致可以理解为：胃和（或）十二指肠内容物反流入食管所引起的食管黏膜充血水肿、糜烂、溃疡和纤维化等病变。它发病的高峰年龄段为 60 ~ 70 岁，主要症状有胃灼热感、胸痛、吞咽困难、反胃、反酸等，严重者可因食管黏膜糜烂而出血。由于食管的部位靠近心脏，因此食管炎性胸痛的症状与心绞痛极为相似，容易混淆。现实中，有不少食管反流病患者被误诊为冠心病、心绞痛，长期按冠心病、心绞痛治疗，无效后方才重新诊断，明确了胸痛原因。

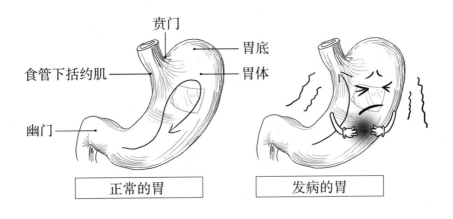

贲门　胃底　胃体　食管下括约肌　幽门

正常的胃　　发病的胃

其次，我们再来分析胃内容物反流入食管的原因。在食管与胃的交界处，有一处相当于阀门的括约肌，平日里它控制食物顺利地通过食管到达胃内，并阻止胃内的食物因腹压的增大倒流回食管。若长期饮烈酒、吸烟、饱餐、摄入过多的脂肪或巧克力，或因某些疾病需要胃肠插管，或贲门术后腹内压增加就会造成食管下括约肌松弛，失去正常的收缩功能，而导致胃内容物等反复倒流回食管。由于胃内容物通常含胃酸及胃蛋白酶，这两种成分都十分容易损害食管黏膜层，因而引起食管下段、中段黏膜水肿、充血、糜烂、溃疡，晚期甚至形成黏膜层、黏膜下层、肌层瘢痕，引起食管狭窄。

何女士正是由于平日饮食不规律，加上过多地饮用损伤胃黏膜等结构的烈酒，损伤了食管下括约肌，因而出现了食管炎性胸痛。要想知道自己是否患有胃食管反流病，可以先反思一下自己：日常生活中有无做到饮食规律，有无暴饮暴食，食用的食物是否健康，平素情绪是否开朗乐观等。另外，自己有无反酸、胸骨后烧灼不适的感觉。若只有轻度反流症状，如胃灼热、反酸、反食等，且经过促胃动力、抑酸剂或抗酸剂诊断性治疗有效，就不可忽略胃食管反流病的诊断。对重症、考虑有并发症、症状模糊或经治疗无效者，须进一步寻找反流的原因，可以通过胃镜、食管24小时pH值监测、食管测压等检查来明确诊断。

治疗上，改变患者的日常生活方式对胃食管反流治疗有一定的帮助。入睡时将床头抬高10～15cm，借重力作用减少反流；避免穿紧身衣服，衣带宽松可以减少衣服和饰物造成的腹压增高；同时保持大便通畅和心情舒畅对于本病的治疗也有相当好的辅助作用。

日常饮食宜以高蛋白、高纤维素和低脂食物为主，必要时还应控制体重，以减少因腹壁脂肪堆积而使腹压增高。吸烟的患者应戒烟，嗜酒的患者应戒酒，此外避免过食容易刺激胃酸分泌的食物，比如巧克力、薄荷、浓茶、可乐、胡椒粉等。规范的药物治疗加上健康的生活饮食习惯，才能取得良好的疗效。

六、胆心综合征：胆囊受伤心胸也闷

45岁的赵女士最近几个月总觉得有点胸闷、心慌，偶尔肚子还有点不舒服。由于平时的饮食、作息不规律，尽管才40多岁，她已经患高血压、糖尿病好几年了。因此，这次她去看了心血管科的门诊。从她的情况上看，医生一开始考虑可能是血压、血糖没控制好，给她制订了合理的降压、降糖方案。经过一段时间的治疗，赵女士的血压、血糖基本上都达标了，但她胸闷、心慌的情况还是没有明显的好转。在后来一次详细的问诊和查体中，医生注意到赵女士除了常见的胸闷表现外，还有腹部的不适，于是建议她去完善腹部彩超检查，结果发现是胆囊炎。经过手术治疗，赵女士的腹痛完全缓解了，更神奇的是，之前困扰了她几个月之久的胸闷、心慌也不见了。这是为什么呢？

其实，从就诊的经过来看，赵女士很可能是得了胆心综合征。

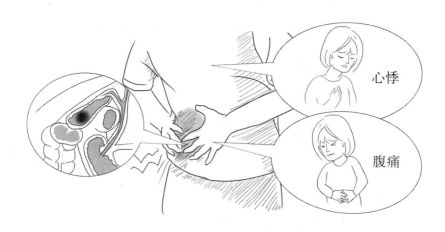

心悸

腹痛

顾名思义，胆心综合征是胆道系统病变（如胆囊炎、胆结石）通过神经反射引起冠状动脉收缩，导致冠状动脉的血氧供需失衡，从而诱发心绞痛、心律不齐，甚至心肌梗死等心脏相关症状的临床综合征。

临床上，胆心综合征并不罕见，但检出率却很低，这是因为，一方面，非急性期的胆道疾患并不一定表现出典型的腹痛等症状，因此往往不会得到重点关注；另一方面，以胸闷就诊的人群大多具有多项心血管危险因素，无形中"诱导"了临床医师的判断，觉得这就是心血管系统的疾病而不疑有他。

胆心综合征的发病机理可能涉及以下两点：

（1）胆心综合征与冠心病都和脂质代谢障碍有一定关系，因此可能在病因与发病学上存在某种联系。

（2）胆道系统与心脏在神经支配上有共同通路，可能通过神经反射而发病。胆心综合征患者虽然以胸闷、心绞痛、心律失常、心电图改变等为主要表现，有的患者还伴有右上腹部的疼痛，但这类患者用心血管类药物治疗后效果不佳。

所谓解铃还须系铃人，胆心综合征的治疗也是如此。这也与我们治病必求于本的理念相符。其治疗首先是处理胆道疾患，在源头得到了控制后如心脏相关的症状仍持续存在，才考虑排查心血管系统的病变。

七、甲亢：来自内分泌系统的元凶

甲亢，是一种常见的内分泌系统疾病，通常表现为颈前区增大、眼突、情绪暴躁、食欲大增反而消瘦、心悸、心慌等。出现这些症状后，诊断甲亢并不困难，但若以胸闷、气短为主要症状，心率在正常范围，无眼突、甲状腺肿大等表现的中老年甲亢则容易漏诊或误诊为冠心病，就比如下例中的黄老太太。

黄老太太今年70岁了。她在3个多月前开始出现胸闷，上楼梯时气促明显，走路若速度过快，可出现缺氧及心前区紧缩感，休息后可缓解。医生给她量了体温及血压，都在正常范围内。仔细查看，老太太并无眼突、甲状腺肿大的体征，也无闻及血管杂音，心界不大，心率74次/分钟，律齐，无明显杂音，双手无震颤，动态心电图提示少许早搏，无明显心肌缺血的客观依据。尽管心电图基本正常，但根据年龄及临床表现，医生还是首先考虑冠心病，经过一段时间的系统治疗后，老太太的胸闷症状丝毫不见缓解。医生感到困惑，仔细琢磨一番后，询问老太太平素的心率，安静状态下一般在56

次/分钟左右，按既往动态心电图记录，夜间最慢心率为48 次/分钟，但近期心率多在 74 次/分钟左右，夜间最慢心率也有 60 次/分钟，发病后每分钟心跳次数略有增加，虽然仍在正常范围，但这也是一项值得重视的诊断线索。就凭这一点蛛丝马迹，医生为老太太完善了甲状腺功能检查，结果提示 FT3、FT4 均显著增高，促甲状腺激素比正常值明显偏低，于是明确诊断为甲亢，给予药物对症治疗后症状逐渐消失了。

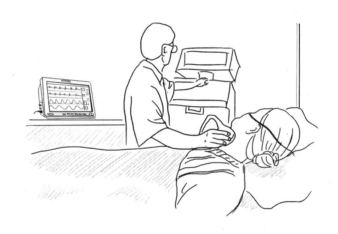

其实中老年人的甲亢多数临床表现不典型，眼突、甲状腺肿大等体征也多不明显，常常以心律失常等症状首诊。医生对不明原因的心律失常、精神淡漠、食欲大增反而消瘦、高血压等都会按常规测甲状腺功能，以确

诊或排除甲亢。故当老年患者有疑似冠心病的症状就诊时，均应做心电图及动态心电图，注意心率变化，尽可能和既往资料加以对照，观察心率是否增快，尤其是夜间心率，必要时完善甲状腺功能检查，以免贻误甲亢或甲亢合并冠心病的治疗。

八、自主神经功能紊乱：更年期妇女胸闷的常见原因

自主神经功能紊乱是因长期精神紧张、心理压力过大，以及生气和精神受到刺激后所引起的一组症候群，居各种神经官能症的首位。除了身体实际存在的病变外，单纯神经方面的紧张也会引起胸闷或胸痛，这类患者以更年期妇女多见。

詹女士，平日为人谨慎，但神经较敏感，一点小事也能引起她不寻常的反应，且容易患得患失。因为工作的需要，詹女士第一次坐上了飞往北京的飞机，途中因为联想到电视里早前播报的俄罗斯某小型客机坠毁一事而担心自己乘坐的飞机会不会也突发坠落，于是便不安起来，过了一会开始出现胸闷、心慌、手脚发抖等症状，

后经同行的朋友安抚后才逐渐缓解。两个月前，詹女士乘火车到北京的途中胸闷再次发作，她感觉自己得了"心脏病"，于是要求在中途下车，并住进了医院。自此胸闷、心慌、紧张、焦虑烦躁、发抖等情况就常常困扰着她，几乎每天都有发作。医生一开始拟诊为"隐匿性冠心病"，但詹女士规范服用了治疗冠心病的药物后丝毫未见缓解。后因焦虑烦躁来到精神卫生中心咨询，医生再次给她做了心电图、脑电图及脑电地形图、血脂及其他检查，均无异常发现。但是她的汉密顿抑郁量表总分高达21分，因此医生将其诊断为"焦虑性神经症"。

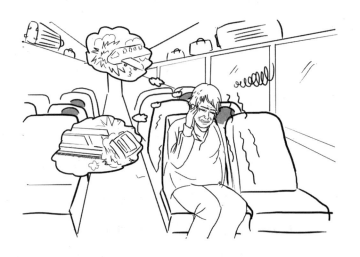

焦虑症在一般人群中发病率为5%，表现通常有三个方面：

（1）内心体验：惶惶不可终日，烦躁不安。

（2）自主神经系统变化：胸闷、心跳加快、心悸、胃肠蠕动下降、食欲下降等。

（3）运动系统：表现为无力、手脚发软、细微震颤、发抖，出现多余动作如眨眼、咬牙、面肌紧张、坐立不安等。

神经过于敏感、过于抑郁、过于兴奋都会导致自主神经功能紊乱。詹女士所出现的胸闷症状就是自主神经过于敏感所致。过于敏感的神经就如同绷紧之弦，一旦绷得紧，弦的张力就大，就容易有患得患失的感觉。此外，有的人并未达到焦虑或抑郁的地步，单纯只是因为工作、家庭、生活等诸多不顺心的原因而继发引起自主神经功能紊乱，出现胸闷、气短等症状。处于更年期的妇女常是其"受害者"。更年期的女性因为体内雌激素水平下降，身体机能也相应下降，一旦受到外界不如意的干扰，就如同引爆了导火线似的，出现一连串的更年期表现，如潮热汗出、烦躁、胸闷、心悸等。

疑似患"焦虑症"的人，一定不要自行服用药物，应该到相关的医疗机构去咨询，弄清自己到底是不是患了焦虑症。一旦确诊，应当端正对焦虑症的认识，在医生的帮助下解除精神紧张的原因（即改变认识），正确、清楚地认识自己各种症状的产生及自己的躯体状况。

此外还有一种人，心脏没有任何器质性病变，但就是经常感到胸前憋闷、心慌气短、紧张恐惧，甚至有一种濒临死亡的感觉。这也是心脏神经官能症（简称心脏神经症）的表现之一。本病是由于高级神经功能失调，引起以心血管系统症状为主要表现，并兼有神经系统、呼吸系统及其他系统症状的一个临床综合征，以心悸、胸痛、气短、乏力为主要表现，伴有其他神经症的特征，一般无器质性心脏病或其他对心脏有影响的躯体性疾病。

心理卫生专家提示：人的心理与生理之间的关系密不可分。比如，当你受到外界刺激或心理因素刺激时，生理反应可能会很强烈，可出现胸闷、心慌、出冷汗等症状，这些都是人的正常生理防御功能。如果此种现象持续时间过长，也没有具体原因，那么就可能患有心脏神经症了。

九、颈心综合征：和转颈相关的胸闷

骨科疾病引发的胸前区疼痛，最常见的莫过于颈椎病及肋软骨炎。临床上这类患者较常见，但颈椎病患者多以头晕、上肢麻痹等症状来医院就诊，少数肋软骨炎患者因为胸痛牵涉到乳房而以乳腺疾患就诊。

孙女士，50岁，八年来反复出现胸闷、心前区疼痛，曾于多家医院就诊，均诊断为冠心病。长期服用速效救心丸、硝酸甘油等，疗效不显著，胸闷、胸痛症状仍频频发作。后来，医生在追问病史时发现，她的心绞痛多在伏案时间过长、高枕入睡后或突然转颈后发生。平时单位体检行颈椎正侧位片及颈椎CT均显示颈椎生理曲度消失，颈椎轻度骨质增生，医生告诉她平日里的胸闷是颈椎病引发的颈心综合征所致。

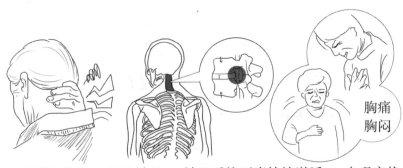

颈椎病变 ➡ 压迫神经 ➡ 神经系统不当持续激活 ➡ 出现症状

什么是颈心综合征？

颈心综合征是由颈椎病引起的以心前区疼痛不适、心悸等心脏症状及心电图改变为主的一组症候群，其临床表现无特异性，易被误诊为心脏病。颈心综合征患者多为45岁以上的中老年人，多有血脂偏高、动脉硬化趋势，一些医生因为忽视对患者职业、病史的采集和详尽的体检，过于依赖检验、检查，从而造成误诊或漏诊。颈椎病之所以引起胸闷是因为颈椎病能引起冠状动脉反射性痉挛收缩，导致心肌缺血，诱发心律失常所致，医学上称之为"颈心综合征"。除心前区疼痛外，还可有胸闷不适、心悸、气促等表现。心电图上可见缺血性ST段与T波变化、室性早搏或房性早搏。

颈心综合征的心绞痛与冠心病中的心绞痛是有区别的：

颈心综合征与劳动负荷增加、情绪激动无关，服用硝酸甘油类药物及钙离子拮抗剂不能缓解。而颈椎负荷增加却常常是此类心绞痛的诱发因素，如高枕卧位，长时间维持过度仰头、低头的体姿，脊背受凉、扭伤、劳累等。因此还是不难鉴别的。

既然颈心综合征的根源是颈椎病，那么治疗上主要是针对原发病。在日常生活中纠正高枕卧位，避免过度转动颈部或长时间维持某一颈部体姿，注意颈部保暖，进行局部理疗、热敷，适当活动颈部等，都可缓解颈心综合征的各种症状。

十、肋软骨炎：心绞痛的"模仿者"

前面我们简单提了一下肋软骨炎，它是指发生在肋软骨部位的慢性非特异性炎症，一般认为与外伤（如人们搬运重物、急剧扭转或因胸部挤压等造成胸肋关节软骨急性损伤）、慢性劳损，或因伤风感冒引起的病毒感染等有关，它可导致胸肋关节面软骨水肿，发生增厚的无菌性炎症反应而发病。本病好发于 25 ~ 35 岁的成年人，女性居多，男女发病比例为 1∶9，好发于第 2 ~ 5 肋软骨交界处，一般为多发性，见于一侧胸骨旁，或为两侧对称性，单发者以第 2 肋软骨常见。

在门诊中，我们常会遇到一些中青年女性，都是以胸痛为主要症状，她们的胸痛有一个共同的特点——都是咳嗽、深呼吸或举臂侧身后感到胸前疼痛加剧。当疼痛的部位刚好位于心前区时，她们会以为自己得了冠心病；当疼痛放射到乳房时，她们又以为自己患了乳腺疾病。所以临床上遇到胸痛的病人，医生的思路不能局限于心脏，要仔细询问病史，细心排查相关的可能情况。

虽然肋软骨炎与冠心病及乳房疾病有相似的地方，但鉴别并不困难，具体方法如下：

　　（1）按压患者诉疼痛的部位，疼痛会明显加剧。

　　（2）咳嗽、深呼吸或举臂侧身等牵拉动作会加剧疼痛，冠心病及乳房疾病不会因此而疼痛加剧。

　　（3）乳房本身疾患，常可在乳房摸到肿块或条索状物，或乳房局部皮肤发红等。

　　治疗上，以药物局部外敷及口服消炎止痛药配合休息为主。

第二节　冠心病的相关检查手段

　　冠状动脉是为心脏供血的血管系统。当冠状动脉的主干或分支出现粥样硬化导致血管壁狭窄，并因此影响心肌供血时即为冠状动脉粥样硬化性心脏病（冠心病）。

冠状动脉狭窄的影响可轻可重，轻者可无症状或仅有难以察觉的胸闷、气短等不适，大多以劳力性胸闷等典型的心肌缺血表现就诊；重者可出现心肌梗死、心力衰竭、心源性休克，甚至心脏骤停、猝死等危及生命的心血管事件。

我们能否通过现代医学的检查方法来排查冠心病呢？答案是肯定的。目前，能真正意义上诊断或排除冠心病的检查只有冠状动脉造影及冠状动脉螺旋 CT 增强。此外，医学上还有多种检验、检查手段用于辅助排查，介绍如下。

一、普通心电图

心电图（ECG）是利用心电图机从体表记录心脏每一心动周期所产生的电活动变化图形的技术，是临床最常用的检查之一。需要强调的是，心电图本身并不能诊断冠心病——它最大的价值在于提供实时的心电活动记录，从而为心肌缺血等异常提供线索。因此，心电图改变与冠状动脉病变并不存在一一对应的关系：冠心病患者的心电图可以没有异常；相反，正常人偶尔也可记录到提示可疑缺血的心电图改变。通过心电图，我们可初步判断是否存在心肌缺血并对缺血血管进行定位。但是，由于普通心电图只能反映描记期间人体的心电活动，所以假阴性（即没能捕捉到潜在的病变）的情况十分多见，因此在必要时需要频繁复查，以便前后对比及提高检出率。

（一）稳定型心绞痛

1. 静息心电图

约半数冠心病患者的静息心电图在正常范围内，但这并不能排除心肌缺血。静息心电图能提供患者罹患冠心病的某些信息，如陈旧性心肌梗死或复极异常等，也可发现房室或束支传导阻滞或室性、房性早搏等。

2. 心绞痛发作时的心电图

绝大多数病人可出现暂时性心肌缺血引起的 ST 段移位。因心内膜下心肌更容易缺血，故常见反映心内膜下心肌缺血的 ST 段压低（≥0.1mV），发作缓解后恢复。有时也可以出现 T 波倒置。平时 T 波持续倒置的病人，发作时可变为直立（"假性正常化"）。虽然在反映心肌缺血的特异性上，T 波改变不如 ST 段压低，但如果与平时心电图相比有明显差别，也有助于诊断。

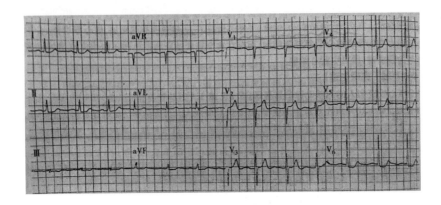

心绞痛发作时的心电图

I、II、III、aVF、$V_4 \sim V_6$ 导联 ST 段压低。

（二）不稳定型心绞痛（UA）和非 ST 段抬高型心肌梗死（NSTEMI）

大多数病人胸痛发作时有一过性的 ST 段（抬高或压低）和 T 波（低平或倒置）改变，其中 ST 段的动态改变（≥0.1mV 的抬高和压低）是心肌缺血的表现，可能会发生急性心肌梗死或猝死，不常见的心电图表现为 U 波的倒置。

通常上述心电图动态改变可随着心绞痛的缓解而完全或部分消失。若心电图改变持续 12 小时以上，则提示 NSTEMI 的可能。静息 12 导联心电图是评估疑似 NSTE - ACS 患者最重要的初始诊断试验，应尽早进行，最好在初次医疗接触后 10 分钟内完成，并立即由医师进行诊断，从而评估急诊手术指征。NSTE－ACS 患者的特征性心电图改变包括 ST 段压低、一过性 ST 段升高、新发的 T 波倒置或原负向 T 波变为正向。新的 ST 段偏移（≥0.1mV）是重要的判断缺血和预后的指征。V_1 或 V_2 导联 R/S 波比值大于 1 时，胸前导联（$V_1 \sim V_4$）ST 段压低提示心肌梗死，应该根据急性 ST 段抬高型心肌梗死（STEMI）进行治疗。需要注意的是，心电图上 ST 段压低的位置对于确定冠状动脉的罪魁祸首并不是很明确。初始心电图正常并不能完全排除 NSTE－ACS 的诊断。在第一个小时内，应每隔 15~30 分钟复测一次心电图，特别是那些有迹象或症状提示心肌缺血的患者。由于心肌缺血多存在动态演变的情况，因此在急性期需要频繁复查心电图以便对比。

（三）急性 ST 段抬高型心肌梗死

对疑似 STEMI 的胸痛患者，应在首次医疗接触后 10 分钟内记录 12 导联心电图，推荐记录 18 导联心电图，下壁心肌梗死需加做 $V_3R \sim V_5R$ 和 $V_7 \sim V_9$ 导联。对有持续性胸痛症状但首份心电图不能明确诊断的患者，需在 15~30 分钟内复查心电图，对症状发生变化的患者随时复查心电图，与既往心电图进行比较有助于诊断。心电图常有进行性的改变。这对心肌梗死的诊断、定位、定范围、估计病情演变和预后都有帮助。

1. 特征性改变

（1）ST 段抬高呈弓背向上型：在面向坏死区周围心肌损伤区的导联上出现。

（2）宽而深的 Q 波（病理性 Q 波）：在面向透壁心肌坏死区的导联上出现。

（3）T 波倒置：在面向损伤区周围心肌缺血区的导联上出现。

（4）在背向心肌梗死区的导联则出现相反的改变，即 R 波增高、ST 段压低和 T 波直立并增高。

2. 动态性改变

（1）起病数小时内，可尚无异常或出现异常高大的两肢不对称的 T 波，为超急性期改变。

（2）数小时后，ST 段明显抬高，弓背向上，与直立的 T 波连接，形成单相曲线。数小时至第 2 日内出现病理性 Q 波，同时 R 波减低，为急性期改变。Q 波在 3～4 天内稳定不变，以后有 70%～80% 的概率永久存在。

（3）在早期如不进行治疗干预，ST 段抬高持续数日至两周左右，逐渐回到基线水平，T 波则变为平坦或倒置，为亚急性期改变。

（4）数周至数月后，T 波呈 V 形倒置，两肢对称，波谷尖锐，为慢性期改变。T 波倒置可永久存在，也可在数月至数年内逐渐恢复。

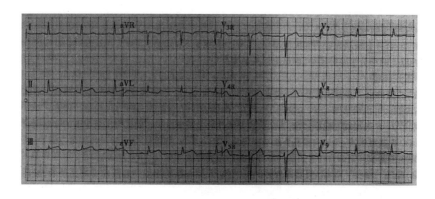

急性下壁心肌梗死

II、III、aVF 导联 ST 段抬高。

某些情况下心电图诊断可能有困难，需结合临床情况仔细判断。包括：①左束支传导阻滞（left bundle branch block，LBBB）：存在 LBBB 的情况下，心电图诊断心肌梗死是困难的。②右束支传导阻滞（right bundle branch block, RBBB）：可能影响早期缺血、损伤性 ST-T改变。③心室起搏：起搏信号及其引起的心肌除极、复极异常也可干扰 STEMI 的心电图诊断，建议与既往心电图进行比较。④轻微 ST 段抬高型心肌梗死：ST 段抬高幅度 <0.1mV，常伴对应导联镜像性轻度 ST 段压低。⑤正常心电图：一些急性冠状动脉闭塞的患者无 ST 段抬高的初始心电图表现，这可能与出现症状后心电图检查时间有关，应注意发现心电图超急性期 T 波改变。

二、心脏运动负荷试验

对于临床怀疑冠心病，但在安静状态下心电图正常的患者，建议行心脏运动负荷试验以排查是否存在冠心病。

为什么它可以用于辅助评估心肌缺血的情况呢？从前面冠心病的定义中，我们知道，冠心病可以简单地理解为冠状动脉严重的狭窄，由于最常见的狭窄原因为血管壁的粥样硬化，因此才叫冠状动脉粥样硬化性心脏病，简称冠心病。

冠状动脉系统一般有 3 条大的血管，从左到右依次称为左回旋支、左前降支和右冠状动脉，其中左回旋支和左前降支由一条主干分出（称为左主干）。在走行的过程中，3条血管又分别分出更细、更多的小血管以覆盖心脏表面。

再具体一点，冠心病的诊断标准是：左主干局部或全段的血管直径狭窄超过30%，或任意一支血管的局部或全段的直径狭窄超过50%。大家可能会好奇：30%和50%这样的数字是怎么定下来的呢？是为了好记或者是随便定的吗？

当然不是。这其实与人体生理活动的需求密切相关。从现有的研究来看，当冠状动脉的狭窄程度不超过50%时，一般不会引起缺血的症状；当狭窄程度超过50%时，就有可能在运动、激动等情况下诱发缺血的表现，因此50%是诊断冠心病的临界点。由此，医学家们就想到了记录人体在运动情况下的心电活动来评估有没有缺血，进而筛查需要进一步排查冠心病的人群的方法。这就是心脏运动负荷试验的简单原理。在运动的过程中，如受试者胸闷、胸痛等症状发作，且监护的心电图出现明显的心肌缺血改变，达到相应的诊断标准，即可为冠心病的诊断提供依据。虽然该试验有一定比例的假阳性与假阴性，但由于简便、无创，所以被公认为一项重要的心血管疾病检查手段。

负荷心电图简单易行，适用于怀疑为冠心病且考虑其可能性不高的人群。运动负荷的方式主要为分级活动平板或踏车，其强度随着运动的过程逐渐递增。前者较为常用，让受检查者迎着转动的平板就地踏步，以达到按年龄预计可达到的最大心率［220－年龄（岁）］或亚极量心率（最大心率的85%～90%）为负荷目标，前者称为极量运动试验，后者称为亚极量运动试验。

由于心脏运动负荷试验会诱发心肌缺血，因此以下病情较重的患者不宜进行该试验：①不稳定性心绞痛；②急性心肌梗死急性期；③严重的心律失常；④心功能不全；⑤血压高于180/110mmHg。

需要强调的是，本试验有一定比例的假阳性和假阴性，单纯运动心电图阳性或阴性结果不能作为诊断或排除冠心病的依据。具体推荐见表1。

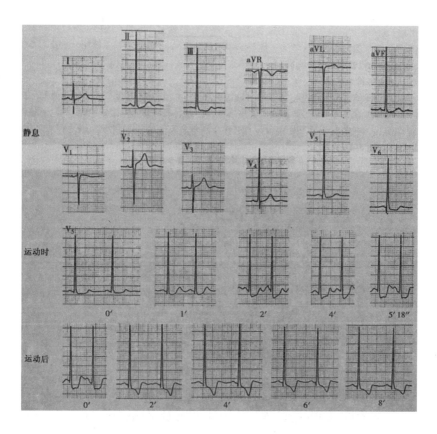

心电图平板运动试验

  静息时心电图Ⅱ、Ⅲ、aVF 和 V$_5$、V$_6$导联 ST 段压低；运动时 V$_5$导联 ST 段 1 分钟后开始压低，5 分 18 秒时达到 4mm；运动后 I、Ⅱ、Ⅲ、aVF、V$_3$ ~ V$_6$导联均出现 ST 段压低，T 波倒置，8 分钟后仍未恢复，运动试验阳性。

表1 运动负荷心电图推荐

推荐内容	推荐类别	证据水平
对有心绞痛症状及中低 PTP（15% ~ 65%）的怀疑为 SCAD 的患者，暂不服用抗缺血药物，建议首先行运动负荷心电图以明确诊断，除非这些患者不具备完成运动试验的能力，或心电图改变难以评估（如左束支传导阻滞、预激综合征或心脏起搏器植入术后）	Ⅰ	B
对正在进行药物治疗的患者，可考虑行运动负荷心电图以评估对症状控制以及缺血缓解的疗效	Ⅱa	C
静息心电图有≥0.1mV 的 ST 段压低或服用洋地黄的患者，不建议行诊断性运动负荷心电图	Ⅲ	C
CCS 分级Ⅲ ~ Ⅳ级的心绞痛患者不建议行运动负荷心电图	Ⅲ	C
固定频率起搏器植入的患者不建议行运动负荷心电图	Ⅲ	C

注：PTP 为验前概率，SCAD 为稳定性冠心病，CCS 为加拿大心血管病学会。

三、心脏彩超

心脏彩超的学名为超声心动图，其原理为通过记录心脏不同结构（血液、肌肉、瓣膜、腱索及血管等）的声学参数以实现对心功能的无创评价。心脏彩超是少有的可动态显示心腔结构、心肌运动、血液流动的检查手段，具有廉价、简便及可重复的巨大优势。

1. 静息经胸超声心动图

静息经胸超声心动图，也就是我们平时所说的心脏彩超，可以记录和评价心脏的结构和功能。当心脏彩超报告出现"局部心室壁活动异常"等字眼时，说明部分心肌活动和周围的心肌出现不协调的情况，提示我们需要进一步排查，其中最常见的原因就是心肌缺血。静息经胸超声心动图还有助于诊断如瓣膜病、肥厚型心肌病等心脏病变。

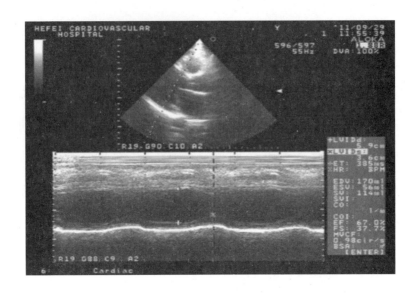

陈旧性前壁心肌梗死继发肌部室间隔缺损图

2. 负荷超声心动图

在心功能基本完整，且有条件的情况下，可通过超声心动图运动负荷试验对心肌的供血状况进行评估。它和其他检查最大的不同之处在于，它可以提供如运动时长和运动量、心率、血压和心电图变化等生理状态下的数据以供参考。

四、多层螺旋 CT 冠状动脉成像（CTA）

冠状动脉螺旋 CT 平扫＋增强（简称冠脉 CT）是除

冠状动脉造影外可用于诊断冠心病的又一辅助检查。其过程为：在静脉注射碘对比剂使其进入全身的血液循环系统，当对比剂流经心脏的冠状动脉系统时，通过螺旋CT对其进行扫描，可以了解冠状动脉的情况，尤其是冠状动脉有无狭窄、斑块及钙化等病变。很多人都有这个疑问：冠脉CT能不能只要平扫不要增强？答案是不行的，因为冠脉CT需要"看"冠脉，而不增强（也就是不用碘对比剂）的时候是看不清血管的。

冠脉CT简单而且相对无创，是冠状动脉疾病诊断和预测的方法之一，对于评估冠状动脉钙化、斑块、发育有着独特的优势。此外，其还可用于判断大动脉炎、动脉硬化闭塞症、主动脉瘤及夹层等疾病，有助于临床诊断与鉴别诊断。

如果冠状动脉CTA检查没有发现狭窄病变，一般可不进行造影等有创性检查。冠状动脉CTA的特异度较低，而且随着PTP的增加（尤其是年龄的增加），钙化越来越常见，而钙化会显著影响CTA对冠状动脉狭窄程度的判断，可能高估狭窄程度。因此，CTA对此类患者仅能作为参考。对CTA的推荐详见表2。

本项检查要求心率控制在≤75次/分。心率＞75次/分，需使用β受体阻滞剂（一般为美托洛尔）使心率控制在≤75次/分。对碘造影剂过敏者、严重肾功能不全者、有明显心律失常者（如房颤、期前收缩）不宜进行此项检查。

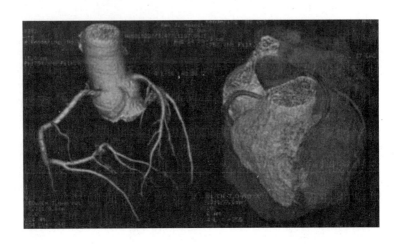

正常冠状动脉 CTA 图像

表2　冠状动脉 CTA 检查推荐

推荐内容	推荐类别	证据水平
对存在中低度 PTP（15%～65%）、预期成像质量较好的怀疑为 SCAD 的患者，应考虑采用冠状动脉 CTA 检查来替代负荷影像学检查，以排除 SCAD	Ⅱa	C

（续上表）

推荐内容	推荐类别	证据水平
对存在中低度 PTP，运动负荷心电图或负荷影像学检查结果不确定或有负荷试验禁忌证的怀疑为 SCAD 的患者，若预期成像质量较高，为了避免不必要的 CAG，应考虑行冠状动脉 CTA 检查	Ⅱa	C
对确认冠状动脉狭窄的患者，不建议行 CTA 检查来查看冠状动脉的钙化情况	Ⅲ	C
对既往进行过冠状动脉支架置入的患者，不建议行冠状动脉 CTA 检查	Ⅲ	C
对 CABG 术后患者，可考虑行冠状动脉 CTA 检查，作为旁路移植血管通畅度的随访	Ⅱb	C
对无症状，且无临床疑似冠状动脉疾病的患者，不建议将冠状动脉 CTA 检查作为筛查方法	Ⅲ	C

注：CTA 为 CT 血管成像，PTP 为验前概率，SCAD 为稳定性冠心病，CAG 为冠状动脉造影，CABG 为冠状动脉旁路移植术。

五、心脏放射性核素显像

心脏放射性核素显像又称心脏同位素检查，其简单的流程为：将小剂量带有放射性的核素经外周血管注入心脏，通过记录核素在人体内运输、分布及代谢的过程来评估心肌的灌注情况。该项检查简单且相对无创，照射所需的射线剂量不大，易于接受，可用于评估可能存在心肌缺血的患者的心脏灌注情况，但目前其开展尚不十分广泛。

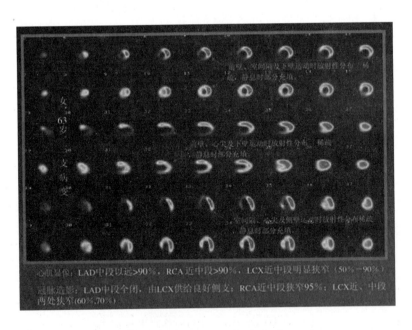

核素心肌显像及负荷试验

1. 放射性核素心腔造影

和上面相似，应用同位素对正常的红细胞进行标记，通过标记这种特殊的红细胞在心脏不同区域的分布、密度及实时的运动，可充分评估运动减弱或可疑缺血区域的血供情况，进而为制订下一步的治疗方案提供参考。

2. 正电子发射断层心肌显像（PET）

PET利用发射正电子的核素示踪剂如^{18}F、^{11}C、^{13}N等进行心肌显像，可用于判断心肌的血流灌注情况，还可准确评估心肌的活动能力。值得一提的是，这是目前唯一能直接评价心肌存活性的影像技术。单光子发射计算机断层显像（SPECT）则可用于评估室壁运动、室壁厚度和整体功能。

当患者因心功能不全或其他原因无法耐受剧烈运动时，可使用药物负荷在人体内"模拟"运动的状态，从而评估心肌的供血供氧是否不足。

使用PET进行心肌灌注显像，其图像质量、诊断准确性要优于SPECT。但SPECT应用得更为广泛，价格也相对便宜。PET在诊断冠心病方面不常使用，但在微血管疾病中对于血流定量具有独特优势。运动或药物负荷影像学检查的推荐详见表3。

表3　运动或药物负荷影像学检查推荐

推荐内容	推荐类别	证据水平
对65%＜PTP≤85%或LVEF＜5%的无典型症状的患者，为确诊SCAD，建议首先行负荷影像学检查	Ⅰ	B
对静息心电图异常、可能影响正常解读负荷心电图波形改变的患者，建议行负荷影像学检查	Ⅰ	B
只要条件允许，建议行运动负荷试验，而非药物负荷试验	Ⅰ	C
既往进行过血运重建（PCI或CABG）有缺血症状的患者，应考虑行负荷影像学检查	Ⅱa	B
如需评估CTA显示的临界病变缺血的严重程度，应考虑行负荷影像学检查	Ⅱa	B

注：PTP为验前概率，LVEF为左心室射血分数，SCAD为稳定性冠心病，PCL为经皮冠状动脉介入治疗，CABG为冠状动脉旁路移植术，CTA为CT血管成像。

六、冠状动脉造影

上述检查虽能反映心肌有无缺血，但仍存在一定的误差，无法准确判断病变的严重程度，有时甚至会漏诊、误诊。有没有绝对准确的检查手段，做完有问题就是有问题，没有问题就是没有问题呢？

有的，这就是冠状动脉造影。冠状动脉造影是目前最直观、诊断冠心病最准确的有创诊断技术，目前已广泛应用于临床，堪称冠心病诊断的金标准。它的主要流程是：从患者的桡动脉或股动脉穿刺，建立到冠状动脉的导管通路，通过推注造影剂使冠状动脉的主要分支显影，从而直观地显示冠状动脉的整体情况，判断冠状动脉有无狭窄及狭窄的部位、程度、范围等。在此基础上，如存在需要进行介入治疗的病变，可一并开展。此外，冠状动脉造影还可以用来评估冠状动脉搭桥术和介入治疗后的效果。

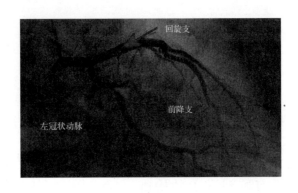

冠状动脉造影

一般认为冠状动脉血管内壁的直径狭窄 70% 或以上将显著影响心肌的血氧供给，此时患者即便是在日常强度的活动甚至静息状态下也可诱发心绞痛的表现，因此需要评估血运重建的指征。

什么是血运重建呢？简单地说，就是通过不同的手段处理病变，改善整体的血液循环，也就是把原本狭窄的血管"撑开"。怎么"撑开"呢？目前常用的做法是用涂有特殊药物的球囊挤压狭窄的血管进行扩张，这就是经皮冠状动脉腔内血管成形术，英文简称 PTCA。对于经评估需要植入支架的情况，一般是在完成球囊扩张后，在经过扩张的血管处植入支架。

需要注意的是，冠状动脉造影是一项有创的手术治疗方式，凡是手术，都有其潜在的获益与风险，因此需要充分的评估与沟通。

第三章　冠心病致病体质

一、痰湿血浊与高脂血症

中医学的理论体系中没有"血脂异常""高脂血症"等病名，却早已有相关认识的论述。

《灵枢·卫气失常》指出人体有"脂""膏""肉"等不同的组分，还有"津血同源"的理论。明代名医张景岳提出，"精液和合为膏，以填补于骨空之中，则为脑为髓，为精，为血"。说明膏与精血一样，都是精气所化，在人体中各司其职，不可或缺。这一认识其实与当代的观点有着异曲同工之妙——我们常常说要低脂饮食，要降血脂，但血脂本身也是代谢环节中无法替代的一环。那么为什么要降血脂呢？其实应该说是将其控制在适宜的范围内。

清代名医张志聪认为："中焦之气，蒸津液，化其精微，发泄于腠理，淖泽注于骨，补益脑髓，润泽皮肤，是津液注于三百六十五节，而渗灌于皮肤肌腠者也，溢于外则皮肉膏肥，余于内则膏肓丰满。"说明脂膏源于水谷，经胃的受纳、脾的运化去芜存菁，其中的精微物质经肺的输布，传输血脉化作营血，其中的一部分又转换为脂膏；后者随血的运行循行全身，濡养五脏六腑、四肢百骸，在脑则为髓，在血则为脂，在脏则为膏。所谓"流水不腐，户枢不蠹"，在这样的情况下，脂膏等其实是濡润机体的重要物质。

但若禀赋不足、脾胃失调等致使摄食过多或传输、排泄异常，血中脂膏即堆积不去，停聚而成湿、痰，浸淫脉道，使气血运行障碍，脏腑功能失调，则变生痰、瘀。

大抵疾病在辨证上都可从虚实论治，虚为本虚，即正气不足；实为邪实，即病邪亢盛。国医大师邓铁涛认为，冠心病的辨证尤其适用于这一原则：其中的虚指脏腑虚损，功能失调，以气虚最为多见；实指痰浊、血瘀，心脉瘀阻则有胸痹、心痛，痰瘀阻络则见疲倦、乏力。

二、阴虚阳亢与高血压

传统中医没有"高血压"这一概念，目前多将其归入"头痛""眩晕"及"胸痹"等范畴论治。

邓铁涛认为，高血压的发病与体质的阴阳属性具有重要的联系：阴虚阳亢者表现为形体瘦削、急躁易怒，多面色红赤；而阳虚者多表现为倦怠少语，肢冷畏寒，小便清长，舌苔薄白。另外，也受精神因素和情绪等情志因素的潜在影响。长期精神紧张、大怒、大喜、过悲、抑郁等也会导致人体脏腑功能虚损，气血阴阳失和。起居无规律、饮食失节也会造成肝郁脾虚、肝阳上亢、痰浊血瘀等，从而导致出现头痛、潮热盗汗、疲倦乏力、纳减等症状。

我国高血压患者日益增多，防控形势严峻。大量研究表明，高血压是心肌梗死、心力衰竭的重要危险因素；从中医学的角度来看，阴虚阳亢型高血压患者将来患有冠心病的概率明显高于其他人群。

阴虚阳亢型高血压指既符合高血压病的现代医学诊断标准：收缩压≥140mmHg 和（或）舒张压≥90mmHg，又符合阴虚阳亢证的中医诊断标准：症见头晕胀痛、面部潮红、烦躁易怒、五心烦热、口干目涩、耳目不聪、神疲健忘、失眠多梦、腰膝酸软、舌红苔黄、脉弦细数等。临床上，阴虚阳亢证多见于血压平均水平偏高、病程较长的患者。

另外，需要特别注意的是，当收缩压大于 180mmHg 时，无论是哪种体质都有必要在医生的指导下进行治疗，切不可自行服药。对高血压的积极治疗和控制，除了可减少高血压的直接危害外，更重要的是有效、平稳地降低血压水平，可预防心脑血管疾病的发生，达到保持健康、改善预后的目的。

三、气虚痰瘀互结

冠心病属本虚标实，本虚为阳虚、气虚、阴虚、血虚，标实有痰饮、气滞、血瘀和寒凝之不同。痰与瘀都是病理产物和致病因子，痰能转化为瘀，瘀能转化为痰，痰阻日久可致瘀，血积日久可致痰；阴虚与痰热常常互见，痰热也易于伤阴；另外，阴虚与寒痰、寒饮亦可共存，寒痰、寒饮同时又容易损伤阳气等。其病机复杂多变，临床必须根据证候变化，详察细辨。

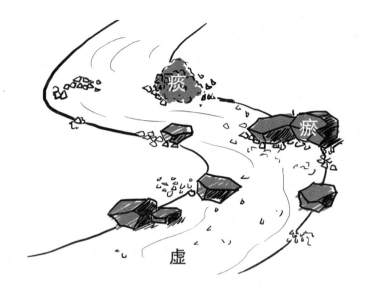

痰瘀互结型冠心病是冠心病中的一种症型，属于中医"厥心痛""真心痛"和"胸痹"的范畴。本虚为气虚，胸阳不振，标实为寒凝、气滞、痰浊、瘀血等，以瘀血和痰瘀互结最为常见。痰瘀互结证是冠心病的常见证候，其主要病理因素是痰瘀互结，阻滞心脉。

古代医家对痰瘀在发病中的内在联系已有所阐述。朱丹溪曾提出"痰夹瘀血，遂成窠囊"的说法，对后世医家产生了深远的影响；唐容川在《血证论》中提到"血积既久，也能化为痰水"，揭示了痰、瘀、积、聚之间相互联系、相互转换的关联；中医大家关幼波也曾指出，"痰与血同属阴，易于交结凝结，气血流畅则津液并行，无痰以生，气滞则血瘀痰结"。

痰浊是多种原因致使的津液涩滞、停留不去。具体什么原因呢？常见的有饮食不节，损伤脾胃，如多进膏粱厚味，嗜食油腻醇酒，导致运化失健，水液不归正化，变生痰浊；或起居失宜，素体阳虚，水湿不运，聚而成痰。此时痰浊既生，影响气机，病殃及血，致血行迟滞，瘀血内停。此外，如跌扑外伤，则有血瘀在前，局部气血循行不畅，损耗气机。由此可见，或痰生于先，影响气机，病殃及血，血行滞瘀；或血瘀为先，变生痰浊，两者终致痰交瘀结，兼夹为患。痰凝、瘀结使病情错综复杂，难以痊愈。但溯其根源，皆与气虚相关，这可以从"邪之所凑，其气必虚"中得到解释。气虚不运则血脉滞瘀，痰浊内生。

四、脾胃虚弱与肥胖

冠心病属于中医中的"胸痹""真心痛""厥心痛"等范畴。《金匮要略》用脉象将其病机概括为"阳微阴弦"。"阳微"指上焦阳虚，胸阳不振；"阴弦"指阴寒内盛，寒饮停滞。这两方面都和脾胃有着密切关系。因此冠心病的辨治，除根据病位和症状从心、肺着眼外，还需要溯本正源，将其与脾胃功能失调联系起来。

在中医学的经络体系中，足阳明胃经别上通于心，脾经的分支从胃别出，上行通过膈肌，注入心中。《素问·平人气象论》曰："胃之大络，名曰虚里，贯膈络肺，出于左乳下，其动应手，脉之宗气也。"《素问·经脉别论》曰："食气入胃，浊气归心。"水谷经过胃的受纳腐熟，通过脾将精微的部分吸收上输于肺，和来自外界的自然之气形成宗气，贯心脉以助血行。同时，中焦受气取汁，变化而赤以化生血液。血含阳气，使胸中不寒。若脾胃亏虚，水谷不运，心血无源，无以滋养心阳，"血不足则胸中冷"。胸阳不振，必致上焦阳虚。诚如《脾胃论·脾胃盛衰论》所言："脾胃不足之源，乃阳气不足，阴气有余。"再者水谷滞而为湿，停而为饮，聚而为痰，于是形成了上焦阳虚，湿饮停滞的病理状态，此即"子病及母"。痰饮的形成固然与肾阳的温煦、肺气的宣降、肝气的舒畅、三焦水道的通调有关，但其根本在于脾胃的运化。

冠心病多发于40岁以上的人，长期饮酒、膏粱厚味、体形肥胖者发病率较高。患者大多有咳嗽、痰涎稀薄、胸闷气短、动则气喘、纳呆、便溏等脾胃虚弱的表现。急性发病多为瘀血凝聚，不通则痛。急性期后，患者又表现出气虚所致之疲倦、少气的症状。

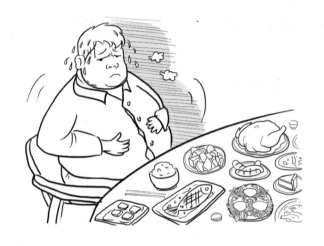

老年人患冠心病，不典型性心绞痛发作的较多，且由于多为体弱人群，往往虚实夹杂，部分发病时以胃中嘈杂、呕恶、心下痞闷为主要表现，胸痛、胸闷反而不太明显。

五、禀赋不足

邓铁涛认为，西医所说的冠心病，中医所说的"胸痹""真心痛"等，其实为阴阳俱虚，部分成因可能与禀赋父母之精气不足，或营养不良、气血不足等有关，导致先天不足。

在冠心病的发生、发展过程中，正气不足，气血阴阳亏虚，邪实内盛，瘀血痰浊内阻等诸因素常协同致病。

具体而言，人之先天禀赋与肾之关系最为密切，肾为先天之本，肾阴为人体阴液之源，肾阳为人体阳气之根，禀赋不足可导致肾之阴阳不足。冠心病的发病同肾阴虚之间有着密切的联系。《景岳全书》记载："心本乎肾，所以上不宁者，未有不由乎下，心气虚者，未有不因乎精，此心肝脾肾之气，名虽有异，而治有不可离者……"现代研究也认为，冠心病的危险因素及发病机制与"肾阴虚"有密切相关性。

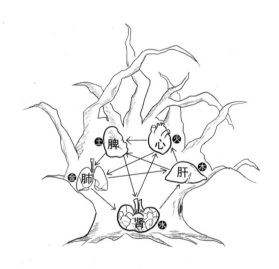

第四章　冠心病的调养原则

第一节　养心始于养德

《黄帝内经》中说："心者，君主之官，神明出焉，主明则下安，主不明则十二官危。"故养生必先养心，养心必先养德。

古语有云："适者有寿。"这四个字概括了生理、心理、心灵、人际关系的独特境界。有一种说法，说真正的快乐只有15%与财富有关，并且主要表现在财富的早期增加阶段，另外85%的快乐并非来自物质和感官享受，而是来自心灵、精神层面的获得感。

中医说人有七情：喜、怒、忧、思、悲、恐、惊，这是人的七种情志。七情是人体对外界客观事物的不同反映，是生命活动的正常现象，不会使人发病。但是情志过度，超过了正常的生理活动范围而又无法调解时，人体脏腑气血功能就会紊乱，此时就容易导致生病，也就是内伤七情，即"人有五脏化五气，以生喜怒悲忧恐""怒伤肝、喜伤心、思伤脾、忧伤肺、恐伤肾"。

另外，中医理论体系注重天人合一，注重养心养德，而现在的养生，大部分以食疗养生为主，不重视精神养生，其实在一定程度上偏离了正轨。养生最重要的是养心，养心最重要的是养德。

第二节 调心神

一、静以养心

三国时期的诸葛亮在《诫子书》中有这样一句名言："非淡泊无以明志，非宁静无以致远。"这句话的大意是，没有恬静寡欲的修养，就不会有明确的志向；没有宁静的心态，就无法达到远大的目标。诸葛亮用自己毕生之经验告诫我们，想快要先慢，想动要先知道静。

所谓"静以养心"，是一种精神境界。"静"是一种修养，人在安静的状态下，不仅可以思考，也可以养性、养心，还可以抵抗外界的干扰。

范仲淹的《岳阳楼记》之所以传诵千古，除了文章所反映的积极有为的主题、思想以外，他对静的描写也尤为出色："至若春和景明，波澜不惊，上下天光，一碧万顷；沙鸥翔集，锦鳞游泳；岸芷汀兰，郁郁青青。而或长烟一空，皓月千里，浮光跃金，静影沉璧；渔歌互答，此乐何极！"这幅大自然的美景，或许是范仲淹在赞扬被贬官的滕子京心境修养之高。否则，滕子京在极短的时间里也做不出"政通人和、百废俱兴"的政绩来。心静者神自安，神安者才能倾听不同的声音，接受不同的观点。养心贵以静，淡泊宜于性。

二、怡情养心

我们都有这样的感受：情绪不好时，身体的各项机能如食欲、精神都明显受到负面的影响，而当情绪舒畅时，身体的各项机能又明显改善。这种联系可以说已经成了我们的常识，以至于我们很少会去思索其中的原因。这是怎么回事呢？

《摄生集览》言"养神为首"，情绪调养应当放在首位。《文子》中说，"太上养神，其次养形，神清意平，百节皆宁，养生之本也。肥肌肤，充腹肠，供嗜欲，养生之末也"，也说明了情绪调养的重要性。

目前越来越多的观点认为，长寿的主要影响因素不在物质而在精神。调养健康，从平稳情绪入手就占得了先机，这也是"形与神俱"的另一种诠释。其实我们也可以从世界卫生组织对健康的定义直观地感受到精神心理因素对于健康的重要性。在这里，健康被定义为个体在身体上、精神上、社会上的完好状态。这些都说明了怡情养心的重要性。

由此可见，我们要想身体健康，除了必不可少的锻炼，良好的情绪和稳定的心态将是重要关口。

三、情致养心

对于"情致"一词，我们首先要有一个认识。何谓情致？黑格尔认为，情致是两个方面的互相渗透：一方面是个体的心情，是具体感性的，是会感动人的；另一方面是价值和理性，可以作为认识。这两个方面完全结合在一起，不可分离。

纵观古今，人们对于情致的理解大同小异，都包含了兴致、情趣、情味、意趣、风致之意。

　　人生的情致，来自闲情逸致。日常生活中处处都有闲情逸致。古代社会上至王公贵卿，下到贩夫走卒，生活中的艺术俯拾皆是，很多时候其实缺乏的是发现的人。

　　人生的情致，也来自淡定。面对生活中的困扰，我们不妨多一份闲情逸致，多一份淡定。如此，自然能达到养心的目的。

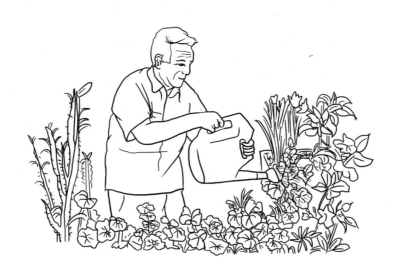

四、和谐养心

　　养生要注重"天人合一，和谐共处"。和谐的要义是天人和谐、人际和谐、身心和谐。身心和谐是构建天人和谐、人际和谐的首要基础；天人和谐、人际和谐是构建身心和谐的必要保证。

身心和谐指机体内部的和谐，即身体各脏器之间以及身心之间要和谐相处，各种营养元素、能量等要均匀、协调分配，还包括人与环境的和谐、人与时间的和谐。古时候说的"天人合一"也是这个道理。所谓"天"并非指神灵主宰，而是指"自然"。"天人合一"是说人和自然在本质上是相通的，故一切人事均应顺乎自然规律，达到人与自然的和谐。

所以，养心应讲究和谐，应讲究顺其自然。生活是物质的、客观的，春来草会青，秋来叶会凋，万物皆有其规律，我们无法强求。因而面对生活中的一切，都应做到释怀。如此，方能泰山压顶宠辱不惊，不会因世俗沾染不安。

五、管理睡眠

睡眠不足会增加患冠心病的风险。对于已经患上冠心病的人，科学管理睡眠有助于预防心绞痛、心肌梗死的发生。科学管理睡眠，应做到以下几点：

（1）适当放松自己。人的睡眠分为生理睡眠和心理睡眠两个阶段。心理睡眠是人的潜意识对睡眠的一种满足感。所以睡前越放松越好，不要担心自己今天可能只能睡三四个小时，或担心睡眠不足影响第二天的工作和生活。

（2）不要太计较睡眠量。睡眠量的需求是因人而异的，而且不同年龄的人也不一样。年龄愈小，睡眠需求愈多，随着年龄的增长，睡眠需求会逐渐减少。一个人并非一定要一天睡上七八个小时，合理的睡眠量应以能解除疲劳，保持精神愉快，很好地进行一天的工作与学习为标准。相反，如果对睡眠量过分计较，常因少睡半小时而心神不定，反而是有害无益的。

（3）养成良好的饮食习惯。晚餐吃得太饱或空腹睡觉，也会影响睡眠质量。临睡前吃点奶制品或喝一杯牛奶有助于睡眠。睡前忌饮大量含酒精的饮料，包括啤酒及其他酒类。它们虽然能促使入睡，但会影响睡眠质量。此外，含咖啡因的饮料，如咖啡、茶及巧克力，因能对人的大脑神经产生兴奋作用，睡前应尽量避免食用。

（4）创造良好的睡眠环境。合适的枕头和舒适的床是保证睡眠的重要条件。枕头的高度要适中。卧室里也不要摆放嘀嗒作响的闹钟，适合卧室放的是电子钟。另外，不要让床成为学习、工作的场所。躺在床上看书、看报，或谈论一些引起兴奋的话题，会削弱床与睡眠的直接联系。

（5）保持正确的睡姿。最好的姿势是右侧面屈膝而卧，因为这样对心脏的压力最小。冠心病患者的心脏功能有一定程度的减退，而夜间又是冠心病的高发时间，因此冠心病患者更应该选择正确的睡姿。对于存在不稳定型心绞痛的患者，为减轻心脏负担，应选用头高脚低位，将头部和胸部垫高，以舒适为度，这样可以减少流回到心脏的血液，从而减少心脏的负荷，因此对病情有益。如果使用的是可以摇起的床，那么可以根据患者的感觉适当地将床头摇高。

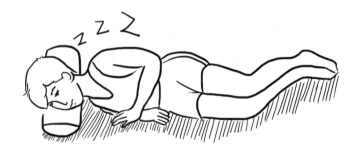

第三节 调血脉

一、控制血压

众所周知，高血压可以引起多种疾病，对于我们的健康养生来说，把血压控制在正常范围内是必须要做到的。那么，有哪些控制血压的有效方法呢？

一方面，那些血压已经升高的患者，需要小心警惕，改善生活方式，通过戒烟、控制饮酒、避免暴饮暴食、多吃水果蔬菜、控制盐分摄入、避免过度紧张和保证适当运动等进行调整，往往可以让血压有一定程度的下降；而那些血压过高的患者，或血压不是特别高但合并有其他心血管事件（如心肌梗死、脑血管意外）的患者，在无法通过改变生活习惯达到降压目的时，就需要积极采用药物治疗了。

另一方面，对于血压本来处于正常范围或正常高值，但是如果不加注意就有可能变成高血压的这一类人群，我们可以采用以下几种自然防治方法：

（1）多锻炼。每天锻炼30分钟，可显著降低血压。

久坐者坚持散步、跑步、游泳或骑自行车等有氧运动可以使收缩压和舒张压分别降低 3 ~ 5mmHg 和 2 ~ 3mmHg。

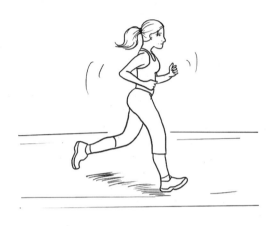

多锻炼

（2）多吃含钾食物。香蕉富含钾元素，有助降血压。高血压患者尤其需要补充钾。另外，橙汁及低脂酸奶也含有大量的钾。

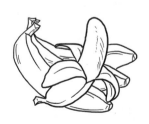

多吃含钾食物

（3）精神减压。减轻精神压力可有效降低血压。高血压患者应寻找适合自己的减压方式，并注意做到健康、坚持。

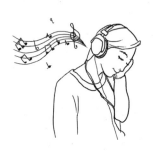

精神减压

（4）练瑜伽。瑜伽是一种很好的减压方式。印度的一项研究发现，瑜伽的呼吸练习可帮助高血压患者降低血压。这与瑜伽调节神经系统、改善心率和消化等作用不无关系。

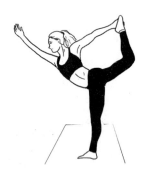

练瑜伽

（5）远离咖啡因。高血压患者每天喝咖啡不要超过两杯。过量摄入咖啡因会因兴奋交感神经系统导致血压上升。尽管这种上升并不是持续性的，但对于部分人群可能会导致相应的心悸、头晕等症状。同时，茶、可乐等含咖啡因的饮料及巧克力也不可食用过多。

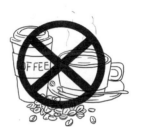

远离咖啡因

（6）练习打坐。冥想打坐也可以有效减压，降低人体内血清素和肾上腺素等应激相关激素水平，从而有效降低血压。

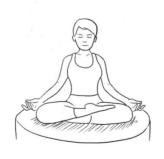

练习打坐

二、降压勿忘调肝

肝主疏泄，调节全身的气血运行，如果肝气郁结无法向外抒发，人体气血运行则失于条理，容易引起脾胃、心肺等系统的症状等。如果血压高低无度，还有中风等心脑血管疾病的危险。所以，预防高血压需要调理肝脏，调畅肝阳。

中医认为荠菜味甘性凉，归肝、脾、肺经，有凉肝明目、利湿通淋、降压止血的功效。荠菜的吃法有多种，如荠菜煮鸡蛋，还可和芹菜一起煮汤，或切碎后直接泡茶，或凉拌、熬粥、炒菜、包饺子等。

按摩脚底的涌泉穴也是降低血压的好方法。涌泉穴是足少阴肾经的起点，位于足心。中医认为，肝在五行中与木相应，只有在肾水的滋养下才能正常生发。如果肾阴不足，就会引起肝阴不足，肾脏精气不足，肝脏也会受损。涌泉穴位于肾经上，经常按摩能防治肾病和经脉循行部位的病症，同时调畅气血，梳理气机。

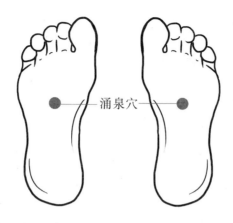

涌泉穴

按摩涌泉穴的方法很多，可用指腹在穴位上轻推，也可直接在穴位上轻揉，还可用整个手掌在穴位上擦。按摩时用力要轻，每次四五分钟，早晚各一次，持之以恒能收良效。除了涌泉穴，按摩内关穴（位于内腕横纹上2寸，桡侧腕屈肌腱与掌长肌腱之间）、三阴交穴（位于内踝尖直上3寸凹陷处）、风池穴（位于项后枕骨下两侧凹陷处）、足三里穴（位于外膝眼下3寸处）等穴位也是降压的好方法。

另外，在日常生活中，要保持心情舒畅。《黄帝内经》载："百病生于气也，怒则气上。"所以，要学会管理自我的情绪，保持心态平和、宣畅，而不是一味压制自我的情绪。还应进行适量运动。春季万物萌发，是体育锻炼的黄金时期，此时可以多开展一些户外活动，选择动作轻柔的运动方式，如散步、打太极拳等，也可以多去野外散步。这样做不仅能帮助身体吐故纳新、气血顺畅，还能消除抑郁、舒畅心情。

三、促进血液循环

游泳能够加速全身的血液循环，改善心脑的血液供应，从而达到延缓全身血管硬化的效果。因此，促进血液循环是防治冠心病的重要措施。

那么，如何促进血液循环呢？我们来看看以下几个方法：

（1）每天坚持用热水泡脚。最好买个泡脚桶，水温以40℃~50℃为宜，要没过脚踝，浸泡十几分钟。等到双足发红发热了，就说明脚部的血液循环顺畅。建议边泡脚边用手对脚部进行按摩，能够更好地促进血液循环。

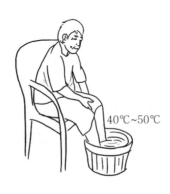

40℃~50℃

泡脚

（2）平时不干活时，就搓搓双手。十指握紧后再松开，如此反复运动，能够促进指尖的末梢循环。

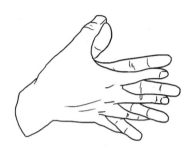

搓搓双手

（3）多抽出一点时间进行摆臂走、打太极拳等节奏舒缓的运动，这些运动能够让身体的各个部位都得到运动，促进全身的血液循环。

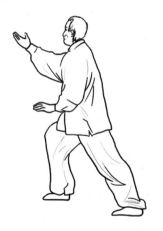

进行慢运动

（4）冬季可以多吃一些温补的食品，像羊肉、红枣等。性温的食品能增加人体的热量，促进血液循环。

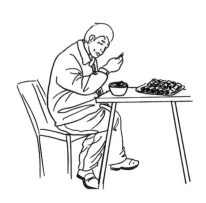

冬季多吃一些温补的食品

（5）睡眠质量的好坏直接影响着人体的循环系统能否正常运作，因此要注意劳逸结合，养成良好的作息习惯，每天一般要保证七八个小时的睡眠时间，才有利于养精蓄锐。

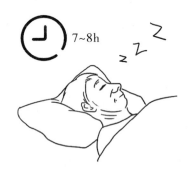

养成良好的作息习惯

（6）平时多吃一些富含维生素 E 的食物，如坚果、紫甘蓝、红薯等，因为维生素 E 具有扩张血管、改善肢体末梢血管微循环的作用。

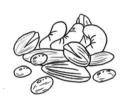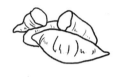

多吃富含维生素 E 的食物

四、预防血栓形成

血栓形成是冠心病的主要病因。预防血栓的形成，对于防治冠心病有着重要的影响。因此，我们应做到防患于未然，将冠心病扼杀在萌芽阶段。下面介绍几种预防血栓形成的方法：

（1）限制脂肪摄入量。每日膳食中要减少总的脂肪量，烹调时用植物油取代动物油，如大豆油、花生油、玉米油等，要限制饮食中的胆固醇，每日应在 300mg 以内，相当于每周可吃 3 个蛋黄。

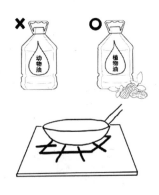

限制脂肪摄入量

（2）控制总热量。对于营养过剩的人群来说，控制总热量的摄入有助于增进健康。

控制总热量

（3）适量增加蛋白质。由于膳食中的脂肪摄入量下降，此时需要适当增加蛋白质的摄入。可由瘦肉、去皮禽类提供；可多食鱼类，特别是海鱼；每日要吃一定量的豆制品，如豆腐、豆干，对保持血流通畅、避免凝滞有一定的帮助。

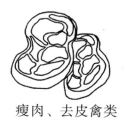
瘦肉、去皮禽类

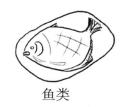
鱼类

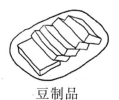
豆制品

适量增加蛋白质

（4）限制精制糖和含糖类的甜食，包括点心、糖果和饮料的摄入。

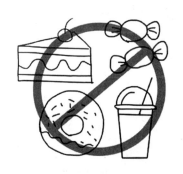

限制糖类摄入

（5）食盐的用量不可过度，要采用低盐饮食，每日食盐摄入量不多于 6 克，可在烹调后再加入盐拌匀即可。

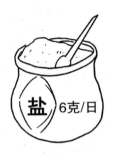

限制食盐用量

（6）注意烹调用料。为了增加食欲，可以在炒菜时加一些醋、芝麻酱、番茄酱。食醋除可以调味外，还可以加速脂肪的溶解，促进消化和吸收。芝麻酱含钙量高，经常食用可补充钙质。

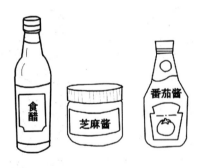

注意烹调用料

（7）心功能正常的人群要注意补充水分，尤其在清晨和晚间。这样可以稀释血液，在一定程度上防止血栓的形成。

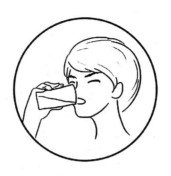

经常饮水

（8）积极参加体育活动。运动能促进血液循环，使血液稀薄，避免高凝状态，同时从整体上促进新陈代谢，使血流通畅，延缓动脉硬化。

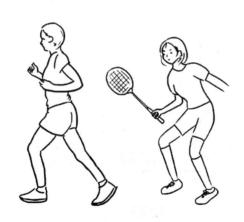

积极参加体育活动

第四节　调心气

一、有氧运动

循证医学的证据告诉我们：各种类型的运动均可改善冠心病患者的病情，但以有氧运动效果最佳。有氧运动能锻炼心、肺等器官的功能，加速冠状动脉和心肌病变的"康复"。不仅如此，坚持有氧运动，还能把沉积在血管壁上的胆固醇转运、排泄出去，从而减轻冠状动脉粥样硬化的程度。而且，冠心病患者坚持做有氧运动，可提高心脏的应变能力，简单地说，就是让心脏更容易适应不同情境的需求，从而减少心源性猝死的概率。

有氧运动是指人体在氧气充分供应的情况下进行的体育锻炼。即在运动过程中，人体吸入的氧气与需求相等，达到生理上的平衡状态。简单来说，有氧运动是指任何富韵律性的运动，其运动时间较长（约 15 分钟或以上），运动强度在中等或中上的程度（最高心率的 75% ~85%）。具体来说，衡量有氧运动的标准是心率。对于健康成人来说，心率保持在 150 次/分钟或以下的运动为有氧运动，因为此时血液可以供给心肌足够的氧气。因此，它的特点是强度较低，持续时间较长。这种锻炼中，氧气能充分燃烧（即氧化）体内的糖分，还可消耗体内脂肪，增强和改善心肺功能，预防骨质疏松，调节心理和精神状态，是助眠的主要运动方式。

低强度、长时间的运动，基本上都是有氧运动，比如散步、慢跑、长距离慢速游泳、骑自行车、跳舞等。

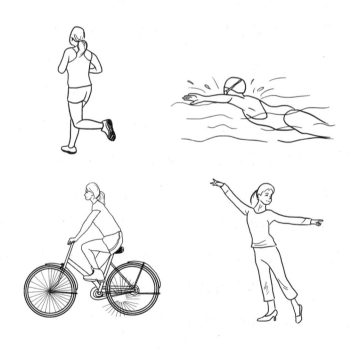

但是，冠心病患者应该时刻有自我保护的意识。比如，开始运动之前，应注意监测自身的血压、心率，同

时避免在存在胸闷、心悸等症状的情况下开始运动；对于平时长时间静坐的人群，运动应注意循序渐进，张弛有度。在运动中一旦出现胸闷、胸痛、极度疲乏或其他症状，应立即停止运动，必要时就诊评估。

二、合理饮食

冠心病的发生与高血压、精神过度紧张、缺少体力活动、体形肥胖以及血脂代谢紊乱等多种因素有关。因此，冠心病患者在病情稳定的基础上，应注意保持规律的作息，每天应安排适当的体力活动，以促进新陈代谢，增强体力，提高心脏功能。此外，保持心情愉悦，合理调配营养与饮食，坚持治疗，对预防和治疗冠心病都有一定的积极意义。

冠心病患者适宜选择的食物有：

（1）含纤维素较多的碳水化合物，如粳米、小米、玉米、豆类及大豆制品。

（2）富含维生素的新鲜蔬菜和水果，如小白菜、油菜、西红柿、大枣、橘子、柠檬。

（3）高蛋白低脂肪的食物，如瘦猪肉、鱼、脱脂奶类、牛肉等。

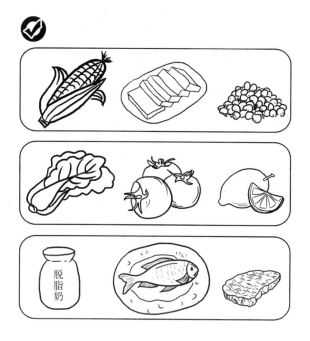

冠心病患者适宜选择的食物

近年来的研究表明，葱蒜中所含的挥发油可预防冠心病，也应适当摄取。还有一些食物有降脂作用，作为辅助治疗也可选择，如鲜蘑菇、黄花鱼、韭菜、芹菜、茄子、黑木耳、核桃仁，以及一些菌藻类和豆类食品。

冠心病患者应该少吃或不吃的食物有：

（1）含脂肪高的食物：如肥肉。

（2）含胆固醇高的食物：如动物内脏、猪皮、蟹黄、全脂奶类、腊肉及水产品中的螺、鱿鱼等。

（3）含糖量高和热量高的食物：如冰激淋、巧克力、奶油、蔗糖、蜂蜜等。

（4）刺激性较强的食物：如辣椒、胡椒、芥末、白酒、浓茶等。

（5）还应适当限制食盐的摄入量，每天应少于 6 克。

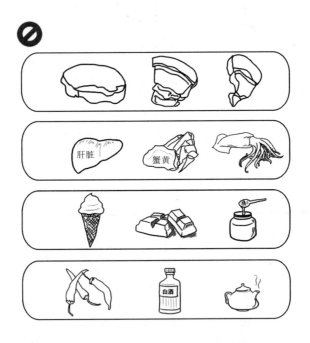

冠心病患者应少吃或不吃的食物

另外，介绍几张经济有效、简便易学的食疗验方，冠心病患者在家中不妨试一试。

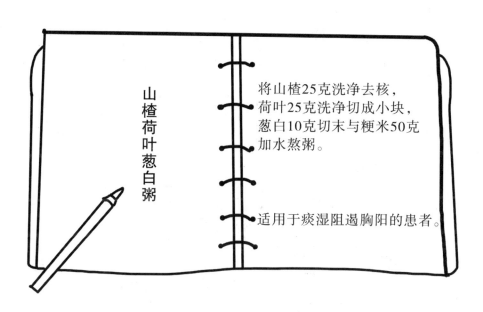

山楂荷叶葱白粥

将山楂25克洗净去核，荷叶25克洗净切成小块，葱白10克切末与粳米50克加水熬粥。

适用于痰湿阻遏胸阳的患者。

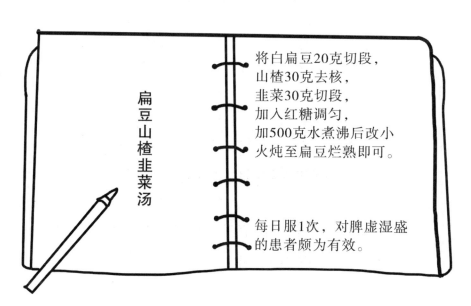

扁豆山楂韭菜汤

将白扁豆20克切段，山楂30克去核，韭菜30克切段，加入红糖调匀，加500克水煮沸后改小火炖至扁豆烂熟即可。

每日服1次，对脾虚湿盛的患者颇为有效。

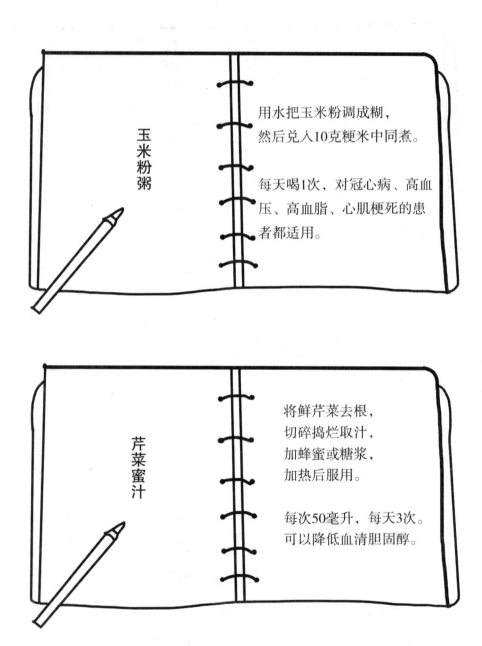

玉米粉粥

用水把玉米粉调成糊，然后兑入10克粳米中同煮。

每天喝1次，对冠心病、高血压、高血脂、心肌梗死的患者都适用。

芹菜蜜汁

将鲜芹菜去根，切碎捣烂取汁，加蜂蜜或糖浆，加热后服用。

每次50毫升，每天3次。可以降低血清胆固醇。

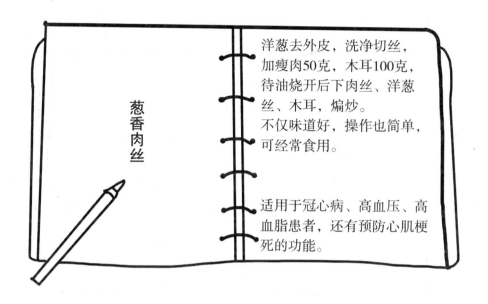

葱香肉丝

洋葱去外皮，洗净切丝，加瘦肉50克，木耳100克，待油烧开后下肉丝、洋葱丝、木耳，煸炒。

不仅味道好，操作也简单，可经常食用。

适用于冠心病、高血压、高血脂患者，还有预防心肌梗死的功能。

三、提高氧含量及肺活量

冠心病发病的原因就是血管狭窄引起的心肌缺血、缺氧所致，所以，提高体内氧含量及肺活量对冠心病的防治有一定的帮助。

冠心病患者在出现发病先兆或者发病时可以吸氧，将氧气流量开到2～4升／分钟，用氧气面罩或鼻吸管法吸氧（时间不宜过长），症状得到缓解后将流量调到1～2升／分钟，继续吸氧30～60分钟。

以保健为目的的吸氧可以安排在夜间临睡前、早晨起床后、进食前后或运动前后，流量可以控制在0.5～

1.5 升/分钟的范围内，吸入时间控制在 30 分钟左右，一天控制在一个小时以内，吸入时间可根据患者个人条件灵活把握。

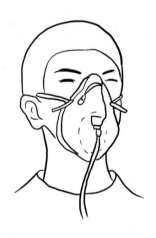

第五章　冠心病家庭调养小妙招

第一节　健脾疏肝降血脂

一、饮食起居

我们常常在病人出院时叮嘱"避风寒，慎起居，适寒温"。饮食起居是冠心病患者家庭保健的一项重要内容，应引起重视。

室内外温差不宜过大：室内外温差以不超过5℃～8℃为宜，因为过大的温差容易引起外周血管收缩、舒张的急剧改变，容易诱发痉挛、微循环障碍及灌注不足；此外，外周血管收缩时回心血量明显增加，也加大了心脏的负荷。

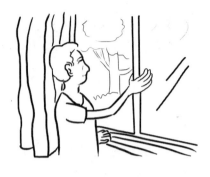

室内外温差不宜过大

睡眠要充足：没有任何药物可替代睡眠。冠心病患者睡眠不足时，交感神经系统的活性往往出现异常升高，从而导致肾上腺素的分泌增多，上调心率，增加心肌耗氧量，从而诱发缺血、痉挛等。

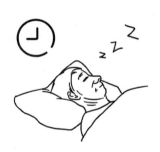

睡眠要充足

运动要适度：冠心病患者锻炼要适度，保持供血量和需血量平衡。超负荷运动极易导致心脑血管急剧缺血、缺氧，可能造成急性心肌梗死或脑梗死。

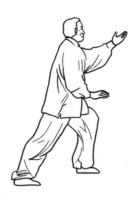

运动要适度

多喝水：因出汗较多，身体水分流失较快，冠心病患者的血栓形成风险相对更高，水分不够易导致缺血或心脑血管堵塞，所以平时要养成定时喝水的习惯。

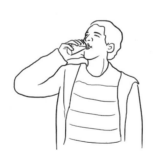

多喝水

饮食宜清淡：多食用含有粗纤维的食物，即多吃粗粮、豆类、蔬菜和水果等，膳食中的纤维有降低胆固醇的作用。

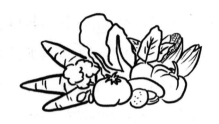

饮食宜清淡

少食多餐：进食后，由于消化与吸收的需要，心输出量明显增加，腹腔脏器处于充血状态，这是生理情况。但在心功能较差时，如果饱餐，一方面因心输出量增加而加重心脏负荷；另一方面因过饱使胃膨胀，横膈上移，进一步影响心脏功能，加重心脏负担。还会导致心血管痉挛，甚至发生心绞痛和急性心肌梗死。更有甚者，因饱餐后迷走神经兴奋而致窦房结节律性减低，可引起心脏骤停。所以冠心病患者宜少食多餐，晚餐吃到七八分饱即可。

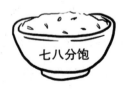

少食多餐

另外，每日食用适量坚果，对体形较瘦、低密度脂蛋白水平较高及日常摄入脂肪过量的人群尤其有益，不同类型的坚果如核桃、杏仁、花生、榛子、开心果等对胆固醇水平的影响基本相同。坚果能调节胆固醇，是因为它们含有大量的不饱和脂肪酸以及丰富的蛋白质、膳食纤维、多种维生素。但是，由于坚果所含热量较高，每日摄入量以不超过 85 克为宜，以免引起肥胖。

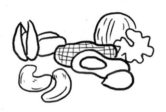

每日食用适量坚果

二、妙用神曲

神曲是一种医治消化不良的药，为发酵制品，辛而微散，甘而不滞，温而不燥，主入脾胃经，功擅消食化积，广泛用于多种饮食积滞证。根据《本草经解要·卷四》的记载，神曲有"除湿祛痰、健脾消食"的作用。故神曲通过健脾胃、除痰湿、调血脂而发挥功效。

神曲对冠心病的防治具有独到的疗效。那么，如何用最简单可行的方法将神曲应用于冠心病的预防与康复中呢？

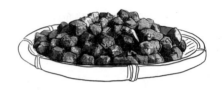

神曲

神曲粥：神曲 15 克，大米 100 克。将神曲研为细末放入锅中，加清水适量，浸泡 5 ~ 10 分钟后，水煎取汁，加大米煮为稀粥。每日 1 剂，连续 7 日。

二芽神曲粥：炒谷芽、炒麦芽、神曲各 10 克，大米 50 克，白糖适量。将诸药择净，水煎取汁，加大米煮粥，待熟时调入白糖，再煮 1 ~ 2 沸（沸指 10 秒）即成。每日 1 剂，连续 7 日。

疏肝健脾降脂汤：神曲、山楂、荷叶、布渣叶、薏米、茯苓各 5 ~ 10 克，陈皮 1 克，配适当去皮去脂的鸡、鸭、猪肉等，煲药膳服食。

由此可见，将神曲这种中医名药与我们日常食用的食材结合，可以达到健脾利湿降血脂的特殊功效，这对于防治心血管疾病有着极其重要的意义。

三、揉腹健脾

除了改变饮食起居生活方式和采用食疗法，还可以借助手法按摩即腹部按摩来健脾疏肝降血脂。腹部集中了大量经络、穴位，是消化的场所。坚持揉腹能通和上下，分理阴阳，去旧纳新，健运脾胃。

腹部按摩的手法如下：首先可取仰卧位或坐位，做数次深呼吸以放松肌肉、排除杂念，然后将右手掌贴于脐部，左手掌放在右手背上，以脐部为中心，稍稍用力做顺时针按揉，按摩的范围由小到大，再由大到小，连续按摩 50 次；再更换左右手位置，逆时针按揉 50 次，如此反复 3 ~ 5 次。

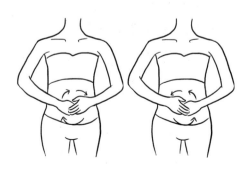

第二节　滋肾平肝降血压

一、太冲降压

太冲穴为足厥阴肝经的原穴。所谓原穴，是指脏腑的原气经过和留止的部位。在中医学的理论中，血压升高往往与肝阳上亢有着密切的联系，在治疗上需要平肝降逆，因此对于血压突然急剧升高的患者，可尝试按压或针刺双侧太冲穴以平肝疏肝，在实践中常可在短时间内取得显著的降压效果。

方法：在第一和第二足趾之间找到太冲穴的正确位置，用大拇指按压或掐，以有疼痛感为宜，每次 3~5 分钟，每天 2~3 次。

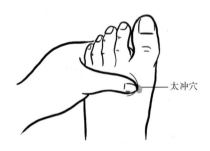

太冲穴

二、沐足降压

从中医学的角度来看，沐足疗法具有滋肾平肝的功效，一方面，可以刺激下肢局部的穴位，促进气血流通；另一方面，沐足时不同的方药也具有独特的效果，因此可用于养生保健。

著名的邓老沐足降压方：

（1）成分：夏枯草、怀牛膝、川芎各30克，天麻、钩藤（后下）各20克，吴茱萸、肉桂各10克。

（2）方法：上方加水2000毫升煎煮，水沸后再煮20分钟，取汁温热（夏季38℃～41℃，冬季41℃～43℃），倒进恒温沐足盆内沐足30分钟。

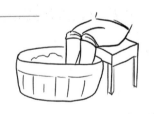

每日2次，沐足后卧床休息。

7～10天为一疗程。

三、让血管"做体操"

让血管"做体操",其实就是以冷热交替沐浴的方法,通过温度的变化促进血管的收缩、舒张,改善血液循环,从而达到行气活血的目的。

具体做法可概括为"温—凉—温":先用温热水洗浴,再用稍凉的水冲洗,特别是对着颈部两侧血管淋浴。需要注意的是,冷水须以人体感觉微凉为度,一般以25℃左右为宜。通过冷热交替刺激,使血管舒缩运动加强。这种热胀冷缩的变化就好像是血管在"做体操",可促进血液循环,改善血管弹性。但需要注意,这种方法不适用于体质较弱或久病初愈的人群。

四、把血压"吃"下来

DASH饮食(Dietary Approach to Stop Hyper-tension)是1997年由美国一项大型高血压防治计划发展出来的预防和控制高血压的饮食方式。它连续多年被美国科学家们推选为总体最佳的饮食方式。它在澳洲也很受推崇,因为它适合各个年龄,除了控制血压,它还同样能预防心脑血管疾病、糖尿病、肾病、骨质疏松、癌症等慢性疾病，对控制体重也有意想不到的效果。

另外还有一些食物具有保护血管、降低血压、降血脂及预防血栓形成的功效，对冠心病的防治有辅助作用。

芹菜：有保护血管和降低血压的功效。

葱：常食葱煮豆腐，有协同降低血压之效，能减少胆固醇在血管壁上的沉积。

洋葱：有降血脂、预防血栓形成的功效，亦有一定的降压效果。

海带：能防止脂肪在动脉壁沉积，常食用海带炖豆腐，有利降压。

花生：用花生仁（带红衣）浸醋 1 周，酌情加红糖、蒜和酱油，早晚适量服用，1~2 周后，一般可使高血压下降。另取花生壳 100 个，洗净泡水代茶饮用，对降血压亦有一定的帮助。

黑木耳：用清水将黑木耳浸泡一夜后，上屉蒸 1~2 小时，再加入适量冰糖，每天服一碗，可防治高血压、血管硬化等。

绿豆：绿豆对高血压患者有很好的食疗作用，不仅有助于降压、减轻症状，而且常吃绿豆还有防止血脂升高的功效。

罗布麻茶：罗布麻茶可辅助治疗高血压已经得到公认。罗布麻泡茶喝对高血压、高血脂有较好的疗效，尤其对头晕症状、改善睡眠质量有明显效果，同时具有增强免疫力、预防感冒、平喘止咳、消除抑郁、活血养颜、解酒护肝、软化血管、通便利尿等功效。

杜仲雄花茶：杜仲是世界公认的天然降压中药。杜仲雄花的主要营养成分为杜仲黄酮、绿原酸、京尼平苷酸、桃叶珊瑚苷等天然活性物质，硒、锌、钙、镁等多种矿质元素，维生素 E、维生素 B、维生素 C 等天然维生素及 18 种人体必需氨基酸和非必需氨基酸。此外，杜仲还有疏肝补肾的功效，可提高身体机能，从而提高自身调节血压血脂的能力，可用于高血压、高血脂的辅助治疗。

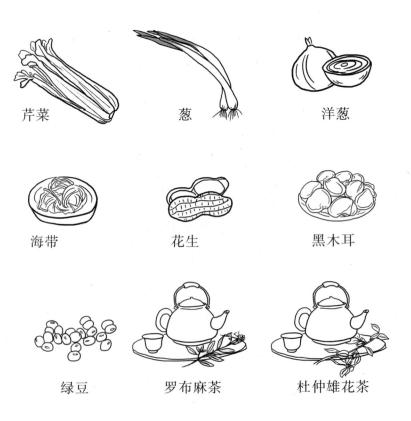

芹菜　　　　　葱　　　　　　洋葱

海带　　　　　花生　　　　　黑木耳

绿豆　　　　罗布麻茶　　　杜仲雄花茶

第三节 调脾护心抗心肌缺血

一、邓老健心方

方一：吉林参 10 克，田七 5～10 克，陈皮 1 克。加少量瘦肉，炖服，每周 3 次。此方有益气、活血、化痰之功效，比较适用于气虚痰瘀证的人群服用。对于偏阴虚证的人群，可用西洋参替换人参，加石斛 10 克，去陈皮。

方二：黄芪、丹参各 30 克，太子参、山楂、麦冬各 20 克，炙甘草 10 克。每天 1 剂，水煎液成 400 毫升，分早晚温服。

方三：五灵脂、豆豉各 15 克，生杏仁、生半夏各 4 枚，生巴豆 2 枚，生白矾 4.5 克。上药研细末，炼蜜为丸，如豌豆大，以青黛为衣。每服 1 丸，菜叶裹，温齑汁送下，饭后或临卧时服。

二、健脾药膳

方一：黄芪、白术、茯苓、党参各 10 ~ 15 克，与适量的去皮鸡肉、瘦肉煲汤。有健脾、益气、养心之功效。

方二：猪胰 1 条，淮山 30 克，将两者一同煲汤服食，每周 1 次。有健脾、降血糖之功效。

三、按压胸痛穴

平衡针是基于中医心神调控学说和西医神经调控学说创设的一种新的针灸理论模式，在取穴上具有操作简便、起效快的特点，其中胸痛穴可用于应急时缓解常见的胸痛不适。

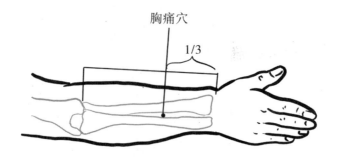

定位：前臂背侧，尺骨与桡骨之间，腕关节与肘关节连线的下 1/3 与中 1/3 的交点处。

手法：用手指掐或用力按压，施加强刺激，以自我感觉局部酸麻胀为度。

功效：止痛。

主治：胸痹心痛、心悸者。

参考文献

［1］TAYLOR R, WALKER S, SMART N, et al. Impact of exercise rehabilitation on exercise capacity and quality-of-life in heart failure: individual participant meta-analysis. Journal of the American college of cardiology, 2019, 73 (12).

［2］FANAROFF A C, RYMER J A, GOLDSTEIN S A, et al. Does this patient with chest pain have acute coronary syndrome?: the rational clinical examination systematic review. Jama, 2015, 314 (18).

［3］PICHETSHOTE N, PIMENTEL M. An approach to the patient with chronic undiagnosed abdominal pain. American journal of gastroenterology, 2019, 114 (5).

［4］METRA M, TEERLINK J R. Heart failure. Lancet, 2017, 390 (10106).

［5］ MONTALESCOT G, SECHTEM U, ACHEN-
BACH S, et al. 2013 ESC guidelines on the management of
stable coronary artery disease: the task force on the manage-
ment of stable coronary artery disease of the European Society
of Cardiology. European heart journal, 2013, 34（38）.

［6］国家卫生计生委合理用药专家委员会，中国药
师协会. 冠心病合理用药指南（第2版）. 中国医学前
沿杂志（电子版），2018，10（6）.

［7］中华医学会心血管病学分会心血管病影像学组.
稳定性冠心病无创影像检查路径的专家共识. 中国介入
心脏病学杂志，2017，25（10）.

［8］陈可冀，史大卓，付长庚，等. 冠心病血瘀证
诊断标准. 中国中西医结合杂志，2016，36（10）.

［9］吴焕林，吕渭辉，潘桂娟，等. 中医痰证诊断
标准. 中国中西医结合杂志，2016，36（7）.